ISBN: 978-1978113657

Triple Eñe Ediciones / TapaBlanda

Foto portada. Stevepb
Fotos interior: Sasint, Geudki y Ulleo
(Pixabay.com)

Última actualización: **10 de agosto de 2020**

Oposiciones a Auxiliar de Enfermería

2.000 preguntas de examen tipo test

Recopilación de pruebas utilizadas en los servicios de salud del País Vasco, Extremadura, Andalucía, Cantabria, Galicia, Castilla la Mancha, etc.

Agustín Odriozola Kent
Colección SaniTest

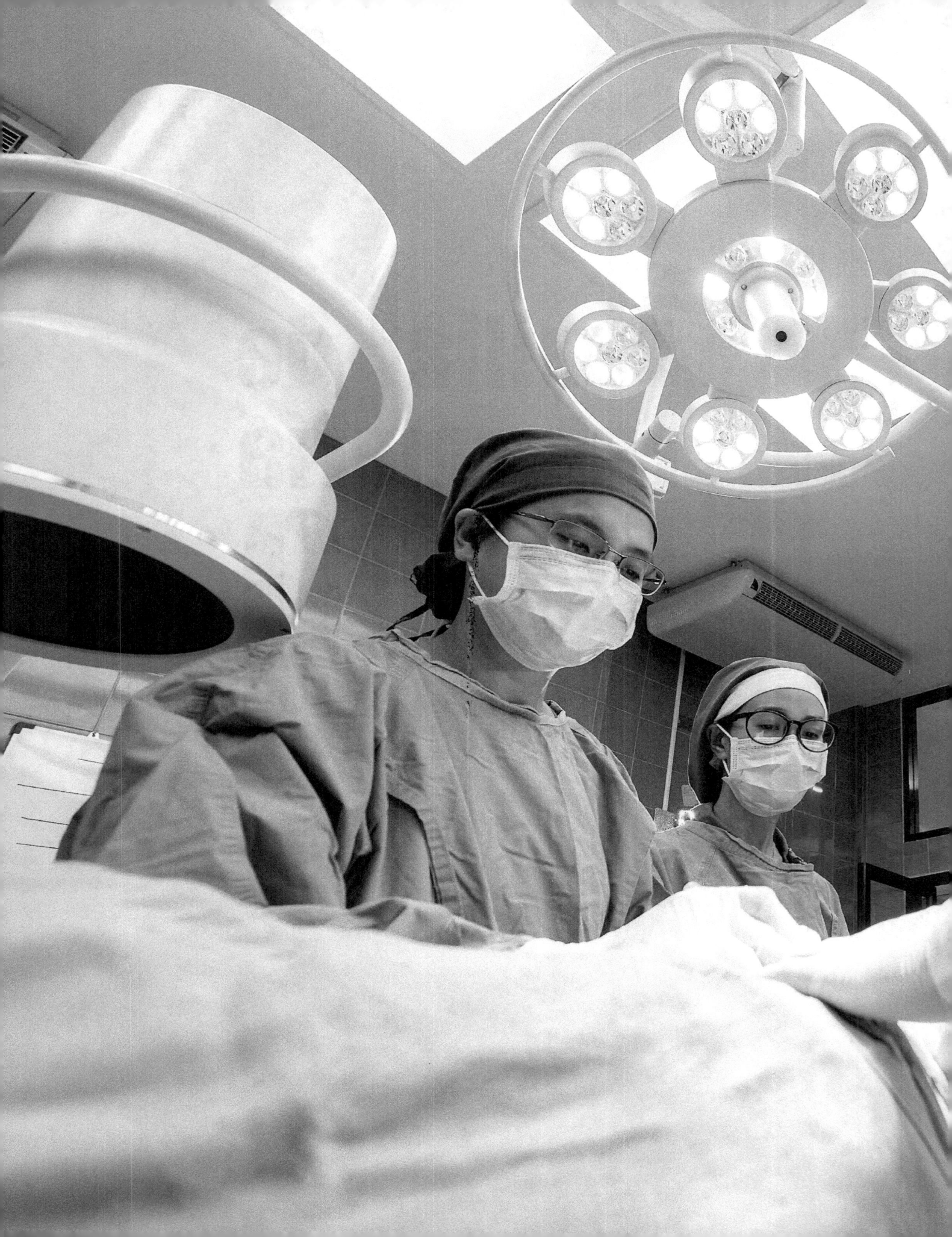

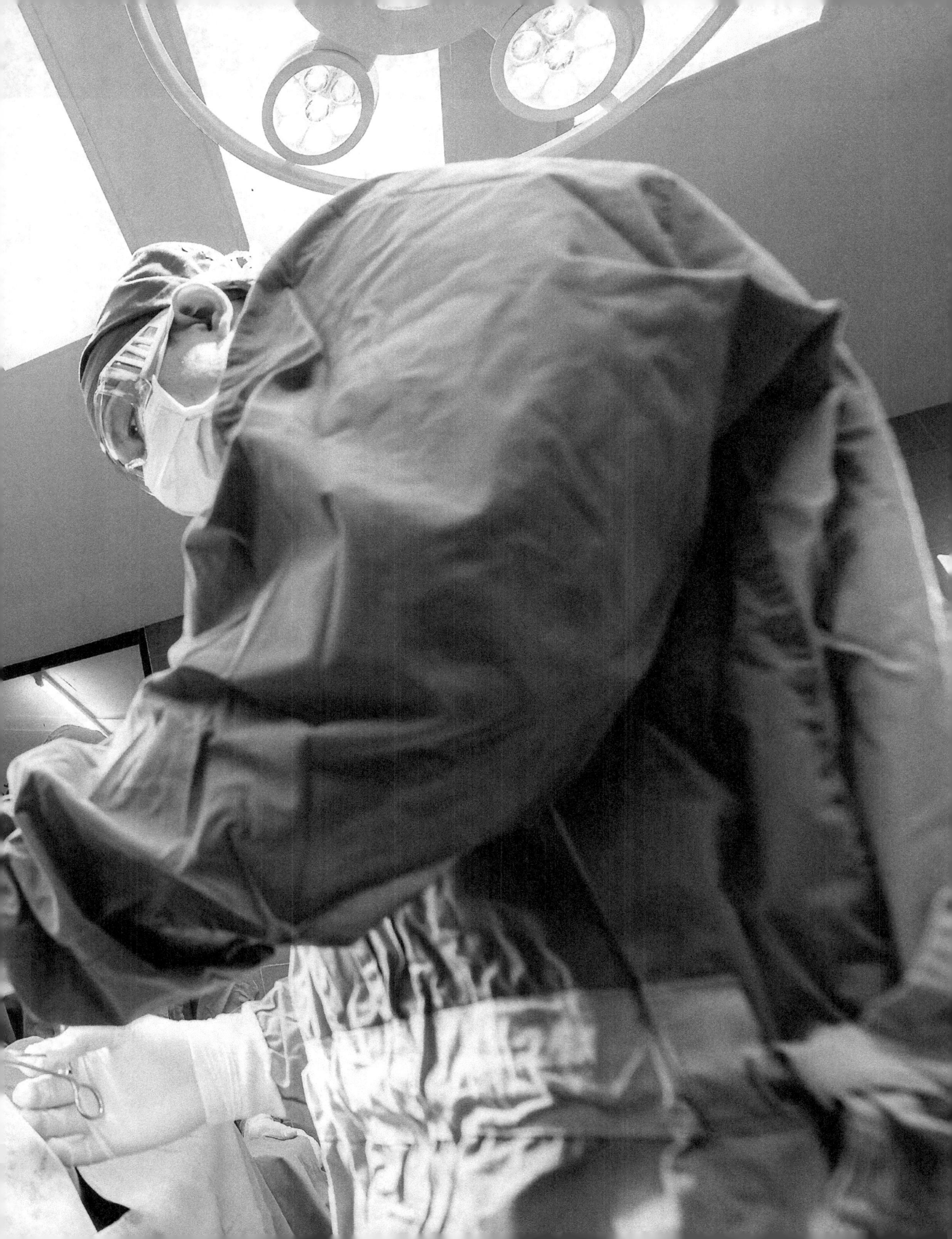

CLAVE DE RESPUESTAS

		100		200		300		400		500	
1 D	51 C	101 A	151 A	201 A	251 C	301 B	351 C	401 A	451 C	501 C	551 C
2 D	52 B	102 B	152 C	202 B	252 B	302 A	352 B	402 A	452 C	502 B	552 A
3 A	53 B	103 C	153 D	203 C	253 C	303 C	353 B	403 C	453 A	503 C	553 D
4 D	54 B	104 B	154 D	204 A	254 B	304 B	354 C	404 C	454 D	504 D	554 C
5 D	55 C	105 B	155 A	205 C	255 A	305 A	355 A	405 C	455 B	505 B	555 A
6 D	56 C	106 D	156 A	206 D	256 D	306 C	356 C	406 A	456 A	506 A	556 D
7 C	57 B	107 D	157 A	207 C	257 A	307 B	357 C	407 B	457 B	507 C	557 D
8 D	58 D	108 D	158 B	208 B	258 B	308 B	358 D	408 C	458 C	508 D	558 B
9 A	59 B	109 D	159 B	209 D	259 C	309 C	359 A	409 C	459 B	509 A	559 D
10 D	60 D	110 D	160 B	210 B	260 B	310 B	360 C	410 C	460 C	510 A	560 C
11 D	61 B	111 D	161 A	211 A	261 D	311 D	361 A	411 C	461 C	511 A	561 A
12 D	62 D	112 A	162 C	212 D	262 C	312 B	362 C	412 A	462 D	512 D	562 D
13 C	63 B	113 B	163 D	213 A	263 B	313 A	363 B	413 A	463 A	513 D	563 C
14 B	64 C	114 D	164 B	214 C	264 C	314 B	364 C	414 C	464 A	514 D	564 B
15 D	65 C	115 D	165 C	215 D	265 D	315 B	365 A	415 B	465 A	515 D	565 D
16 D	66 C	116 C	166 A	216 D	266 A	316 B	366 D	416 C	466 C	516 C	566 C
17 D	67 D	117 D	167 B	217 D	267 C	317 D	367 B	417 B	467 B	517 D	567 D
18 C	68 B	118 A	168 B	218 C	268 C	318 C	368 C	418 A	468 C	518 C	568 D
19 C	69 B	119 B	169 C	219 C	269 D	319 C	369 C	419 C	469 A	519 C	569 C
20 C	70 B	120 A	170 D	220 A	270 D	320 B	370 D	420 B	470 D	520 D	570 D
21 D	71 D	121 D	171 D	221 C	271 D	321 D	371 A	421 D	471 C	521 B	571 C
22 B	72 C	122 C	172 A	222 B	272 C	322 C	372 B	422 B	472 C	522 C	572 A
23 B	73 A	123 C	173 D	223 A	273 B	323 B	373 C	423 C	473 C	523 B	573 A
24 D	74 D	124 A	174 D	224 C	274 B	324 D	374 A	424 A	474 C	524 D	574 A
25 C	75 A	125 A	175 A	225 B	275 A	325 C	375 B	425 B	475 C	525 D	575 D
26 A	76 D	126 C	176 B	226 C	276 C	326 D	376 C	426 D	476 D	526 D	576 B
27 B	77 C	127 B	177 B	227 D	277 A	327 B	377 B	427 C	477 D	527 D	577 D
28 D	78 C	128 C	178 C	228 A	278 B	328 A	378 B	428 A	478 C	528 A	578 C
29 D	79 D	129 A	179 B	229 C	279 D	329 B	379 D	429 B	479 C	529 C	579 C
30 B	80 A	130 D	180 A	230 A	280 D	330 B	380 C	430 B	480 D	530 A	580 C
31 D	81 C	131 D	181 C	231 B	281 D	331 D	381 A	431 D	481 C	531 C	581 D
32 B	82 C	132 B	182 D	232 B	282 D	332 A	382 B	432 B	482 D	532 A	582 B
33 B	83 D	133 A	183 C	233 D	283 B	333 A	383 C	433 B	483 A	533 C	583 B
34 A	84 B	134 A	184 D	234 B	284 D	334 D	384 B	434 D	484 C	534 D	584 A
35 D	85 B	135 C	185 A	235 C	285 B	335 B	385 D	435 C	485 D	535 D	585 C
36 B	86 B	136 B	186 B	236 B	286 C	336 C	386 B	436 A	486 A	536 C	586 A
37 A	87 A	137 C	187 D	237 A	287 D	337 C	387 C	437 C	487 A	537 C	587 D
38 C	88 D	138 D	188 C	238 D	288 B	338 A	388 A	438 C	488 A	538 D	588 B
39 D	89 C	139 D	189 A	239 D	289 A	339 A	389 B	439 D	489 B	539 B	589 B
40 B	90 B	140 B	190 B	240 B	290 B	340 B	390 A	440 C	490 C	540 B	590 C
41 B	91 C	141 C	191 C	241 B	291 D	341 A	391 C	441 A	491 C	541 A	591 B
42 D	92 C	142 D	192 B	242 D	292 A	342 D	392 B	442 D	492 B	542 C	592 C
43 A	93 A	143 C	193 A	243 A	293 C	343 D	393 B	443 D	493 C	543 C	593 C
44 D	94 A	144 D	194 C	244 A	294 B	344 B	394 D	444 A	494 B	544 C	594 D
45 B	95 C	145 B	195 C	245 C	295 D	345 D	395 B	445 A	495 C	545 D	595 B
46 B	96 B	146 D	196 C	246 D	296 C	346 A	396 A	446 C	496 A	546 B	596 C
47 D	97 C	147 C	197 B	247 C	297 B	347 B	397 C	447 C	497 D	547 C	597 C
48 C	98 B	148 D	198 C	248 B	298 A	348 A	398 C	448 C	498 B	548 C	598 A
49 D	99 D	149 D	199 C	249 D	299 C	349 C	399 B	449 C	499 D	549 D	599 C
50 B	100 D	150 B	200 C	250 D	300 A	350 A	400 B	450 C	500 A	550 A	600 D

TOTAL FALLOS:	TOTAL FALLOS:	TOTAL FALLOS:	TOTAL FALLOS:	TOTAL FALLOS:	TOTAL FALLOS:
_ _ / 100	_ _ / 100	_ _ / 100	_ _ / 100	_ _ / 100	_ _ / 100

Las preguntas impugnadas han sido eliminadas del listado. Si consideras que alguna otra es también discutible, conlleva a error o está incorrectamente planteada, puedes comunicárnoslo vía: **agustinodriozolakent@gmail.com**

600

601 D	651 C
602 B	652 C
603 D	653 C
604 C	654 D
605 D	655 B
606 B	656 B
607 D	657 B
608 A	658 D
609 B	659 D
610 C	660 B
611 B	661 C
612 B	662 B
613 C	663 D
614 C	664 B
615 A	665 D
616 C	666 C
617 D	667 A
618 B	668 C
619 D	669 C
620 C	670 B
621 D	671 A
622 D	672 C
623 A	673 D
624 D	674 B
625 B	675 D
626 A	676 D
627 B	677 C
628 C	678 D
629 B	679 D
630 A	680 B
631 C	681 A
632 C	682 C
633 D	683 C
634 A	684 A
635 D	685 B
636 A	686 D
637 D	687 D
638 C	688 D
639 C	689 D
640 B	690 A
641 B	691 D
642 B	692 A
643 D	693 D
644 D	694 C
645 A	695 D
646 D	696 C
647 A	697 D
648 B	698 B
649 B	699 D
650 B	700 A

TOTAL FALLOS:
__ / 100

700

701 C	751 C
702 C	752 D
703 B	753 C
704 C	754 A
705 B	755 A
706 C	756 B
707 B	757 A
708 C	758 D
709 A	759 C
710 A	760 C
711 A	761 C
712 A	762 C
713 D	763 B
714 B	764 A
715 C	765 A
716 D	766 C
717 B	767 C
718 A	768 B
719 D	769 C
720 B	770 C
721 A	771 D
722 C	772 A
723 D	773 B
724 C	774 C
725 B	775 D
726 D	776 B
727 D	777 B
728 D	778 D
729 A	779 B
730 B	780 D
731 D	781 A
732 B	782 A
733 B	783 D
734 D	784 D
735 D	785 D
736 B	786 A
737 B	787 D
738 A	788 D
739 B	789 D
740 B	790 C
741 C	791 A
742 C	792 B
743 D	793 C
744 A	794 B
745 C	795 A
746 B	796 D
747 C	797 B
748 D	798 C
749 D	799 B
750 D	800 D

TOTAL FALLOS:
__ / 100

800

801 B	851 C
802 B	852 D
803 D	853 D
804 D	854 B
805 B	855 D
806 C	856 C
807 B	857 A
808 B	858 A
809 B	859 A
810 D	860 A
811 A	861 C
812 B	862 D
813 B	863 C
814 C	864 B
815 C	865 B
816 C	866 B
817 B	867 D
818 A	868 A
819 B	869 D
820 D	870 C
821 C	871 B
822 B	872 B
823 A	873 B
824 A	874 B
825 B	875 D
826 C	876 B
827 A	877 D
828 D	878 C
829 A	879 B
830 C	880 A
831 B	881 C
832 A	882 C
833 C	883 C
834 B	884 D
835 B	885 D
836 B	886 B
837 C	887 A
838 C	888 C
839 B	889 B
840 B	890 A
841 B	891 A
842 B	892 B
843 C	893 B
844 C	894 D
845 C	895 D
846 D	896 C
847 B	897 B
848 A	898 D
849 D	899 B
850 A	900 D

TOTAL FALLOS:
__ / 100

900

901 C	951 D
902 B	952 A
903 D	953 B
904 B	954 D
905 B	955 A
906 A	956 D
907 A	957 A
908 D	958 D
909 C	959 D
910 B	960 B
911 C	961 D
912 B	962 B
913 D	963 D
914 C	964 D
915 D	965 D
916 A	966 C
917 A	967 C
918 D	968 C
919 C	969 D
920 D	970 A
921 C	971 D
922 D	972 D
923 C	973 B
924 A	974 A
925 B	975 B
926 B	976 B
927 D	977 B
928 C	978 C
929 B	979 B
930 C	980 B
931 C	981 B
932 D	982 D
933 D	983 C
934 A	984 C
935 C	985 B
936 B	986 A
937 D	987 B
938 C	988 D
939 D	989 B
940 B	990 C
941 D	991 B
942 D	992 D
943 B	993 B
944 C	994 B
945 A	995 D
946 C	996 B
947 C	997 A
948 A	998 C
949 D	999 D
950 D	1000 A

TOTAL FALLOS:
__ / 100

1000

1001 D	1051 B
1002 B	1052 B
1003 D	1053 C
1004 D	1054 A
1005 B	1055 D
1006 A	1056 D
1007 B	1057 C
1008 C	1058 D
1009 A	1059 B
1010 D	1060 B
1011 D	1061 C
1012 B	1062 B
1013 A	1063 A
1014 D	1064 C
1015 A	1065 C
1016 C	1066 D
1017 D	1067 D
1018 D	1068 B
1019 D	1069 A
1020 B	1070 B
1021 C	1071 C
1022 A	1072 B
1023 D	1073 B
1024 B	1074 A
1025 B	1075 D
1026 A	1076 A
1027 B	1077 C
1028 D	1078 D
1029 B	1079 C
1030 A	1080 A
1031 D	1081 A
1032 D	1082 C
1033 C	1083 A
1034 C	1084 C
1035 A	1085 B
1036 C	1086 D
1037 A	1087 C
1038 D	1088 D
1039 C	1089 C
1040 A	1090 A
1041 C	1091 C
1042 A	1092 C
1043 D	1093 D
1044 B	1094 C
1045 C	1095 A
1046 A	1096 D
1047 A	1097 C
1048 B	1098 C
1049 C	1099 B
1050 C	1100 A

TOTAL FALLOS:
__ / 100

1100

1101 B	1151 D
1102 B	1152 A
1103 D	1153 A
1104 A	1154 D
1105 D	1155 B
1106 C	1156 B
1107 B	1157 D
1108 B	1158 D
1109 C	1159 B
1110 A	1160 C
1111 D	1161 B
1112 C	1162 A
1113 D	1163 A
1114 A	1164 D
1115 D	1165 B
1116 B	1166 D
1117 A	1167 B
1118 B	1168 E
1119 D	1169 C
1120 B	1170 D
1121 D	1171 E
1122 C	1172 E
1123 B	1173 C
1124 C	1174 A
1125 A	1175 E
1126 C	1176 E
1127 B	1177 E
1128 C	1178 B
1129 B	1179 C
1130 A	1180 E
1131 B	1181 A
1132 D	1182 E
1133 B	1183 D
1134 A	1184 E
1135 D	1185 C
1136 B	1186 C
1137 D	1187 A
1138 B	1188 E
1139 A	1189 E
1140 D	1190 C
1141 A	1191 D
1142 C	1192 D
1143 C	1193 B
1144 D	1194 D
1145 C	1195 B
1146 D	1196 E
1147 C	1197 E
1148 B	1198 D
1149 B	1199 D
1150 A	1200 B

TOTAL FALLOS: __ / 100

1200

1201 B	1251 C
1202 E	1252 D
1203 D	1253 B
1204 E	1254 C
1205 C	1255 A
1206 E	1256 D
1207 D	1257 D
1208 C	1258 C
1209 D	1259 C
1210 D	1260 D
1211 E	1261 A
1212 A	1262 A
1213 B	1263 C
1214 B	1264 B
1215 E	1265 C
1216 E	1266 C
1217 C	1267 B
1218 C	1268 C
1219 B	1269 D
1220 D	1270 A
1221 A	1271 C
1222 A	1272 A
1223 C	1273 D
1224 B	1274 B
1225 C	1275 D
1226 B	1276 C
1227 A	1277 C
1228 D	1278 A
1229 A	1279 C
1230 A	1280 B
1231 C	1281 C
1232 A	1282 C
1233 B	1283 C
1234 C	1284 A
1235 A	1285 D
1236 B	1286 B
1237 C	1287 D
1238 B	1288 C
1239 D	1289 D
1240 B	1290 B
1241 C	1291 D
1242 A	1292 A
1243 C	1293 D
1244 C	1294 B
1245 C	1295 D
1246 D	1296 C
1247 D	1297 B
1248 C	1298 D
1249 A	1299 B
1250 C	1300 C

TOTAL FALLOS: __ / 100

1300

1301 C	1351 D
1302 B	1352 D
1303 D	1353 B
1304 C	1354 D
1305 D	1355 A
1306 B	1356 C
1307 C	1357 D
1308 B	1358 D
1309 B	1359 A
1310 D	1360 B
1311 B	1361 D
1312 B	1362 C
1313 B	1363 C
1314 C	1364 C
1315 D	1365 D
1316 B	1366 C
1317 A	1367 C
1318 B	1368 D
1319 B	1369 D
1320 A	1370 B
1321 A	1371 A
1322 D	1372 C
1323 A	1373 D
1324 D	1374 D
1325 A	1375 A
1326 C	1376 C
1327 A	1377 B
1328 C	1378 A
1329 C	1379 A
1330 B	1380 B
1331 D	1381 D
1332 C	1382 A
1333 D	1383 C
1334 D	1384 C
1335 A	1385 C
1336 B	1386 C
1337 C	1387 B
1338 D	1388 A
1339 B	1389 B
1340 D	1390 C
1341 C	1391 A
1342 A	1392 A
1343 D	1393 B
1344 B	1394 C
1345 B	1395 C
1346 C	1396 C
1347 C	1397 B
1348 B	1398 A
1349 B	1399 B
1350 A	1400 C

TOTAL FALLOS: __ / 100

1400

1401 C	1451 C
1402 A	1452 D
1403 A	1453 A
1404 A	1454 A
1405 C	1455 C
1406 C	1456 A
1407 B	1457 B
1408 A	1458 D
1409 A	1459 D
1410 B	1460 A
1411 C	1461 D
1412 C	1462 B
1413 A	1463 C
1414 B	1464 A
1415 A	1465 D
1416 A	1466 C
1417 C	1467 D
1418 A	1468 D
1419 C	1469 B
1420 A	1470 D
1421 A	1471 A
1422 A	1472 D
1423 C	1473 C
1424 A	1474 D
1425 B	1475 C
1426 C	1476 D
1427 B	1477 B
1428 B	1478 C
1429 A	1479 B
1430 A	1480 C
1431 D	1481 A
1432 C	1482 B
1433 B	1483 B
1434 A	1484 A
1435 C	1485 C
1436 A	1486 C
1437 C	1487 A
1438 C	1488 C
1439 D	1489 A
1440 B	1490 A
1441 C	1491 C
1442 B	1492 A
1443 D	1493 A
1444 B	1494 C
1445 B	1495 B
1446 D	1496 C
1447 B	1497 A
1448 C	1498 C
1449 B	1499 C
1450 D	1500 A

TOTAL FALLOS: __ / 100

1500

1501 A	1551 D
1502 C	1552 C
1503 C	1553 C
1504 A	1554 D
1505 A	1555 D
1506 C	1556 D
1507 C	1557 C
1508 C	1558 D
1509 A	1559 D
1510 C	1560 D
1511 B	1561 A
1512 A	1562 B
1513 A	1563 D
1514 A	1564 D
1515 C	1565 A
1516 A	1566 C
1517 C	1567 D
1518 B	1568 B
1519 B	1569 D
1520 C	1570 A
1521 B	1571 C
1522 A	1572 D
1523 A	1573 A
1524 C	1574 D
1525 C	1575 D
1526 C	1576 C
1527 C	1577 C
1528 D	1578 B
1529 D	1579 A
1530 D	1580 B
1531 D	1581 C
1532 C	1582 A
1533 D	1583 B
1534 D	1584 A
1535 B	1585 B
1536 D	1586 A
1537 B	1587 C
1538 B	1588 D
1539 D	1589 C
1540 A	1590 C
1541 D	1591 C
1542 D	1592 A
1543 B	1593 C
1544 B	1594 D
1545 A	1595 B
1546 D	1596 D
1547 D	1597 D
1548 D	1598 B
1549 A	1599 B
1550 C	1600 C

TOTAL FALLOS: __ / 100

1600

1601 A	1651 C		
1602 D	1652 B		
1603 B	1653 C		
1604 A	1654 A		
1605 C	1655 A		
1606 D	1656 C		
1607 B	1657 B		
1608 D	1658 D		
1609 B	1659 A		
1610 B	1660 C		
1611 D	1661 A		
1612 A	1662 C		
1613 C	1663 D		
1614 C	1664 A		
1615 C	1665 B		
1616 C	1666 A		
1617 B	1667 C		
1618 C	1668 D		
1619 D	1669 C		
1620 C	1670 A		
1621 D	1671 D		
1622 B	1672 C		
1623 A	1673 B		
1624 C	1674 D		
1625 D	1675 C		
1626 B	1676 B		
1627 B	1677 B		
1628 A	1678 D		
1629 D	1679 A		
1630 D	1680 C		
1631 A	1681 A		
1632 C	1682 B		
1633 D	1683 C		
1634 D	1684 D		
1635 D	1685 A		
1636 B	1686 C		
1637 B	1687 B		
1638 C	1688 A		
1639 A	1689 B		
1640 B	1690 A		
1641 D	1691 A		
1642 B	1692 A		
1643 D	1693 C		
1644 C	1694 D		
1645 D	1695 B		
1646 A	1696 C		
1647 C	1697 A		
1648 A	1698 A		
1649 B	1699 B		
1650 B	1700 A		

TOTAL FALLOS:
_ _ / 100

1700

1701 B	1751 A
1702 A	1752 C
1703 C	1753 C
1704 D	1754 A
1705 B	1755 B
1706 D	1756 A
1707 D	1757 A
1708 C	1758 C
1709 C	1759 B
1710 D	1760 C
1711 B	1761 C
1712 C	1762 C
1713 B	1763 C
1714 A	1764 D
1715 A	1765 B
1716 D	1766 B
1717 D	1767 A
1718 D	1768 B
1719 D	1769 C
1720 C	1770 B
1721 C	1771 D
1722 A	1772 A
1723 B	1773 C
1724 A	1774 B
1725 D	1775 B
1726 A	1776 C
1727 D	1777 D
1728 D	1778 C
1729 D	1779 D
1730 C	1780 A
1731 B	1781 C
1732 A	1782 C
1733 B	1783 D
1734 D	1784 C
1735 B	1785 B
1736 B	1786 B
1737 B	1787 B
1738 C	1788 B
1739 A	1789 A
1740 B	1790 C
1741 A	1791 B
1742 C	1792 B
1743 A	1793 C
1744 B	1794 B
1745 C	1795 C
1746 C	1796 C
1747 C	1797 B
1748 B	1798 C
1749 A	1799 D
1750 C	1800 D

TOTAL FALLOS:
_ _ / 100

1800

1801 C	1851 C
1802 C	1852 B
1803 A	1853 D
1804 A	1854 A
1805 D	1855 A
1806 B	1856 A
1807 C	1857 A
1808 B	1858 D
1809 C	1859 C
1810 B	1860 B
1811 B	1861 C
1812 B	1862 B
1813 B	1863 A
1814 C	1864 C
1815 D	1865 B
1816 D	1866 B
1817 B	1867 B
1818 C	1868 A
1819 A	1869 D
1820 C	1870 C
1821 B	1871 C
1822 A	1872 B
1823 A	1873 B
1824 C	1874 A
1825 A	1875 C
1826 A	1876 B
1827 D	1877 B
1828 D	1878 C
1829 A	1879 A
1830 C	1880 A
1831 C	1881 C
1832 D	1882 C
1833 C	1883 C
1834 D	1884 A
1835 A	1885 C
1836 B	1886 B
1837 D	1887 B
1838 A	1888 B
1839 D	1889 B
1840 C	1890 A
1841 A	1891 D
1842 A	1892 A
1843 B	1893 D
1844 A	1894 A
1845 A	1895 A
1846 C	1896 B
1847 B	1897 B
1848 C	1898 B
1849 A	1899 D
1850 B	1900 A

TOTAL FALLOS:
_ _ / 100

1900

1901 C	1951 B
1902 A	1952 B
1903 B	1953 B
1904 D	1954 B
1905 D	1955 C
1906 B	1956 A
1907 B	1957 A
1908 B	1958 A
1909 C	1959 A
1910 B	1960 B
1911 B	1961 C
1912 B	1962 B
1913 A	1963 C
1914 A	1964 A
1915 D	1965 C
1916 D	1966 B
1917 C	1967 C
1918 B	1968 C
1919 B	1969 C
1920 D	1970 A
1921 D	1971 B
1922 A	1972 B
1923 B	1973 A
1924 C	1974 A
1925 C	1975 B
1926 A	1976 B
1927 C	1977 C
1928 B	1978 B
1929 C	1979 A
1930 B	1980 A
1931 B	1981 A
1932 C	1982 B
1933 B	1983 C
1934 C	1984 C
1935 B	1985 B
1936 A	1986 C
1937 C	1987 B
1938 B	1988 C
1939 C	1989 C
1940 C	1990 B
1941 C	1991 C
1942 C	1992 B
1943 C	1993 B
1944 C	1994 A
1945 B	1995 C
1946 C	1996 C
1947 C	1997 C
1948 C	1998 A
1949 C	1999 A
1950 B	2000 D

TOTAL FALLOS:
_ _ / 100

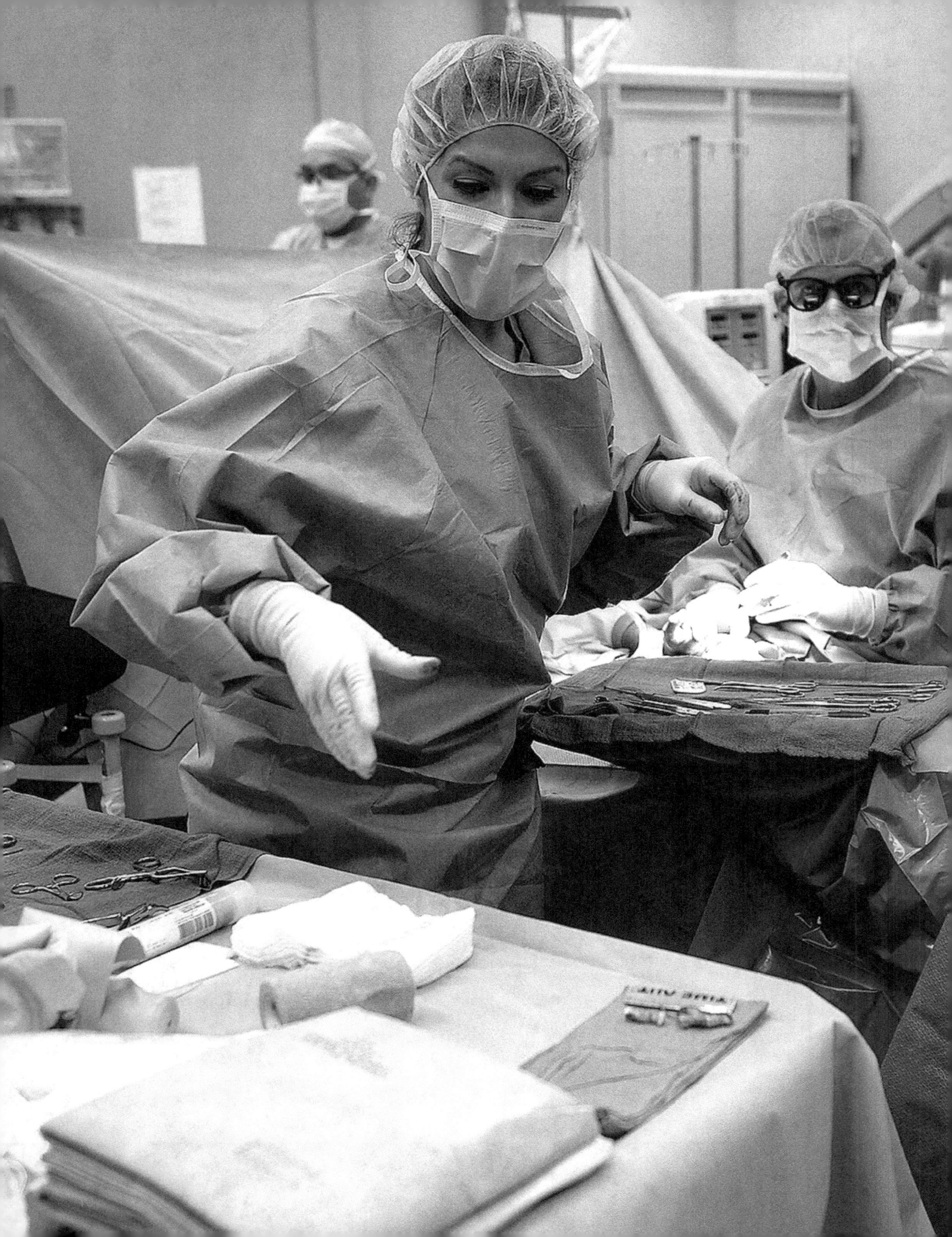

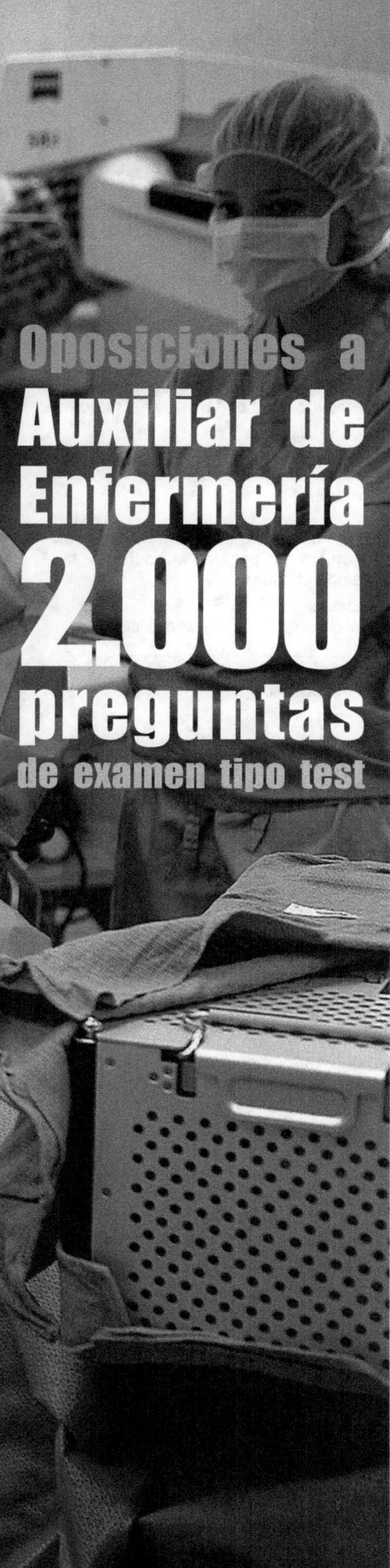

Oposiciones a Auxiliar de Enfermería 2.000 preguntas de examen tipo test

1. En infecciones, se definen como 'mecanismos de trasmisión':
a. Conjunto de mecanismos que utiliza el germen para contactar con el huésped
b. Los mecanismos de trasmisión pueden ser únicos o variados
c. Conjunto de mecanismos que utiliza el germen para ponerse en contacto con otros gérmenes
d. Son correctas A y B

2. En los tipos de transmisión directa, Si no existe contacto directo y se trasmite por gotitas de Pflüger, es:
a. Por contacto
b. Transmisión intrapartum
c. Trasplacentaria de la madre a su hijo
d. Transmisión aérea

3. Dentro de la fuente de infección, a qué corresponde aquellas que ocurren por microorganismos que están de forma habitual en el hombre y que son saprofitos no patógenos y en buenas condiciones de inmunidad:
a. Infecciones autógenas
b. Hábitat del sujeto enfermo
c. Características del agente causal
d. Ninguna de las respuestas es correcta

4. 'Infección nosocomial':
a. Una infección adquirida en el hospital, que aparece durante la hospitalización
b. Infección que no se hallaba presente, o en periodo de incubación en el momento de admisión del enfermo en el hospital
c. La OMS la define como enfermedad microbiana
d. Todas las anteriores son correctas

5. Qué factores se predisponen a la infección respiratoria:
a. Traqueotomía
b. Equipos de anestesia
c. Tubos endotraqueales
d. Todas las respuestas son correctas

6. Cómo se califica al residuo peligroso con las siglas H3-B:
a. Corrosivo
b. Irritante
c. Oxidante
d. Inflamable

7. NO entra en categoría de Biorresiduo:
a. alimenticio y de cocina procedente de hogares
b. alimenticio y de cocina, procedente de servicios de restauración colectiva y establecimientos de venta al por menor
c. proveniente de aceites minerales o sintéticos industriales o de lubricación, que haya dejado de ser apto para su empleo originalmente previsto
d. biodegradables de jardines y parques

8. Los residuos citostáticos abarcan:
a. A los restos de medicamentos anticancerosos no aptos para su uso terapéutico
b. Al material sanitario de un solo uso que haya estado en contacto con el fármaco
c. Al material de protección del manipulador
d. Todas las respuestas son correctas

9. El almacenamiento temporal de residuos no debe superar nunca:
a. Las 12 horas
b. La semana
c. Las 24 horas
d. Las 72 horas

10. Productos desinfectantes son:
a. Aquellas sustancias capaces de producir la muerte de microorganismos patógenos
b. Aquellas sustancias capaces de destruir los microorganismos víricos
c. Aquellos que se denominan 'germicidas de superficie'
d. Las respuestas A y C son correctas

11. Los detergentes catiónicos tienen ventajas como su poder de penetración, también pueden asociarse a:
a. Yodóforos
b. Clorhexidina
c. Clorógenos
d. Todas son correctas

12. Qué características tienen los compuestos catiónicos:
a. Son antisépticos y desinfectantes de uso externo
b. El cloruro de benzalconio tiene efectividad sobre el virus VIH
c. Tiene acción germicida lenta
d. Las tres son correctas

13. El instrumental destinado a traccionar los tejidos es instrumental:
a. de corte
b. de hemostasia
c. de disección
d. de talla o campo

14. Las pinzas de Doyen son instrumental...
a. de corte
b. de talla o campo
c. de hemostasia
d. de disección

15. Para la extracción venosa, si el estudio a realizar es bioquímico el paciente debe:
a. No importa que haya comido
b. Estar en ayunas 6 h
c. Estar en ayunas mas de 24 h
d. Estar en ayunas de 10 a 12 h

16. Extracción de sangre para cultivo:
a. Hematológica y bioquímica
b. Inmunobiológico
c. Bioquímico y microbiológico
d. Hemocultivo

17. En el procedimiento de una muestra por punción suprapúbica:
a. Aplicar un trozo de cinta adhesiva
b. Colocar en decúbito prono lavarse las manos y ponerse los guantes
c. Se practica por la mañana antes de levantarse
d. La muestra se envía al laboratorio en la misma jeringa de extracción lo mas rápido posible

18. En la muestra por punción suprapúbica, si la persona lleva una sonda de Cateterización vesical permanente es necesario:
a. Tomar la muestra directamente de la bolsa de diuresis
b. Pinzar la sonda con unas pinzas de kocher durante 10-20 minutos
c. Pinzar la sonda con una pinza de kocher durante 30-60 minutos
d. Puncionar la sonda por la parte del conducto de entrada de aire para el 'balón'

19. La higiene se define como:
a. La actitud de los individuos que optan por un aseo diario evitando la aparición de gérmenes y otros patógenos
b. La limpieza y el aseo de las personas
c. La parte de la medicina que tiene por objeto el estudio de los medios, procedimientos y hábitos para conservar la salud del individuo y evitar las enfermedades
d. La ciencia médica cuyo objeto es mantener al enfermo en un entorno de aislamiento

20. El cuidado del ombligo:
a. 2 veces al día
b. Cada 48 h
c. Diariamente después del baño y cada vez que se moje o cambie el pañal
d. Cada 24 h

21. La comunicación escrita es un tipo de comunicación:
a. Oral
b. Contextual
c. No verbal
d. Verbal

22. Al intercambio de información a través de la palabra utilizando medios que permitan la escritura y los receptores se denomina:
a. Canal comunicativo
b. Comunicación escrita
c. Lenguaje escrito
d. Escritura

23. Al modo básico que cada persona tiene para relacionarse con los demás se le denomina:
a. Estilo asertivo
b. Estilo de comunicación
c. Estilo pasivo
d. A y B son ciertas

24. Los seres humanos nos comunicamos a través del canal:
a. auditivo y visual
b. táctil
c. olfativo y gustativo
d. Todas son ciertas

25. Autora que identifica estado de salud con independencia para la autosatisfacción de las necesidades fundamentales:
a. D. Orem
b. C. Roy
c. V. Henderson
d. H. Peplau

26. Necesidades fundamentales del ser humano según Virginia Henderson:
a. 14
b. 5
c. 7
d. 10

27. Etapas del Proceso de Atención de Enfermería:
a. Valoración, planificación, ejecución
b. Valoración, diagnóstico, planificación, ejecución, evaluación
c. Entrevista, observación, exploración
d. Recogida de datos, metodología, registro de documentos

28. A la fase donde se detectan las necesidades, problemas y preocupaciones del usuario, y se extraen conclusiones se la denomina:
a. Valoración
b. Planificación
c. Evaluación
d. Diagnóstico

29. Elementos de la cadena epidemiológica:
a. Huésped, mecanismo de transmisión, reservorio
b. Agente, sujeto susceptible, fuente de infección
c. Agente, medio, huésped
d. A y C son ciertas

30. El hombre puede liberar microorganismos por vía:
a. Respiratoria, digestiva, urinaria, piel, mucosas
b. Respiratoria, digestiva, urinaria, hematológica, piel, mucosas
c. Hematológica, piel, mucosas
d. Respiratoria, digestiva, urinaria

31. Lugar donde el microorganismo se encuentra alojado y desde el que pasa al huésped:
a. Fuente de infección
b. Mecanismo de transmisión
c. Reservorio
d. A y C son ciertas

32. Una de las indicaciones del lavado antiséptico de manos es:
a. Al entrar y salir del centro
b. Antes y después del contacto con pacientes infectados o portadores de gérmenes
c. Antes de una maniobra invasiva
d. Antes de una intervención quirúrgica

33. No es una de las capas de la piel:
a. Dermis
b. Queratodermis
c. Hipodermis
d. Epidermis

34. Los elementos vasculares y nerviosos de la piel se encuentran en:
a. Dermis
b. Queratodermis
c. Epidermis
d. Hipodermis

35. Los cambios de la piel como consecuencia del envejecimiento se producen en:
a. Epidermis, dermis
b. Inervación, anejos cutáneos
c. Hipodermis
d. Todas son ciertas

36. De los siguientes factores de riesgo indique el que no contribuye a la aparición de úlceras por presión:
a. Incontinencia de esfínteres
b. Normonutrición
c. Alteración en la percepción dolorosa
d. Inmovilidad y falta de cambios posturales

37. La higiene de una persona que ha defecado en el pañal la realizaremos:
a. De ano hacia la espalda
b. De ano hacia genitales
c. No importa, el caso es asearle
d. De cintura hacia abajo

38. Uno de los siguientes materiales no es necesario para la realización de la cama del usuario:
a. Cubrecolchón
b. Sábanas
c. Bacinilla
d. Funda de almohada

39. Al colchón que funciona con aire se le denomina:
a. Alternanting
b. De agua
c. De aire
d. A y C son ciertas

40. En la prevención de úlceras por presión no es una medida correcta:
a. Mantenerlo bien hidratado
b. Mantenerlo húmedo
c. Movilización del paciente
d. Mantenerlo seco

41. El órgano relacionado con el estreñimiento es:
a. Estómago
b. Intestino
c. Hígado
d. Páncreas

42. El acto voluntario mediante el cual las personas seleccionan los alimentos que van a consumir se denomina:
a. Dietética
b. Nutrición
c. Comer
d. Alimentación

43. Cuál de las siguientes patologías está producida por exceso de algún nutriente en la dieta:
a. Ateroesclerosis
b. Osteomalacia
c. Raquitismo
d. A y B son ciertas

44. Orinarse involuntariamente por la noche:
a. Poliuria
b. Oliguria
c. Cisturia
d. Nicturia

45. En el control de las deposiciones del usuario debemos valorar:
a. Número, consistencia
b. Número, cantidad, consistencia, color
c. Número, consistencia, color
d. Número, cantidad

46. Un anciano necesita trasladarse en silla de ruedas y conserva fuerza en los brazos para poder hacerlo de manera autónoma le facilitaremos:
a. Un par de muletas de codo
b. Una silla de ruedas grandes
c. Una silla de ruedas pequeñas
d. El tamaño de las ruedas no importa

47. La colocación de almohadas debajo de cabeza, abdomen y pies, son medidas correctoras indicadas en:
a. Decúbito lateral   b. Sims
c. Fowler   d. Decúbito prono

48. La realización de movilizaciones sistemáticas en el anciano produce efectos positivos en su esfera:
a. Física, psíquica   b. Social, familiar
c. Psíquica, física, social   d. Psíquica, social

49. ¿Qué elemento del entorno no suele distorsionar la comunicación?
a. El ruido
b. La distancia entre emisor y receptor
c. La presencia de otras personas
d. El tamaño de la ventana

50. ¿Qué es la asertividad?
a. Elevar el tono de voz en comunicación, para apoyar lo que se dice
b. Capacidad de defender los propios pensamientos y sentimientos, sin vulnerar derechos del otro
c. Negar con la cabeza lo que el otro dice, cuando estamos seguros de que es falso
d. Dar la razón al otro para evitar conflictos

51. Pretendemos obtener información. ¿Qué es una pregunta abierta?
a. La que solo permite un SI o un NO como respuesta
b. La que permite al paciente responder al tema que desee
c. La que permite al paciente la expresión libre de una opinión o vivencia sobre un tema
d. La que se realiza fuera del centro sanitario

52. Etapa que NO pertenece al proceso de atención de Enfermería?
a. Valoración   b. Cuantificación
c. Evaluación   d. Diagnóstico

53. En la fase de ejecución del proceso de atención de Enfermería:
a. Se obtienen los datos sobre el paciente
b. Se realizan los cuidados programados
c. Se ejecuta el alta del paciente
d. Se ejecuta la evaluación de los objetivos

54. Relacionado con la cadena epidemiológica, ¿qué es un huésped?
a. Es el alimento contaminado cuando llega a una casa
b. Es el organismo que aloja a los agentes infecciosos
c. Son microorganismos con una organización elemental
d. Es el núcleo de la célula infectada

55. Una 'micosis' es transmitida por:
a. monos   b. ácaros
c. hongos   d. Es un tipo de alergia

56. ¿Cuál de estos elementos contaminados, puede ser un mecanismo de transmisión de infecciones directo?
a. El agua   b. Alimentos
c. Gotitas eliminadas vía tos   d. Animales

57. Tiempo que trascurre entre la entrada del agente infeccioso en el huésped, hasta la aparición de los síntomas de la enfermedad:
a. Infección   b. Periodo de incubación
c. Tiempo previo   d. Pródromos

58. El colchón de un paciente geriátrico, puede ser:
a. Un colchón cómodo estándar
b. Un colchón inflado con aire
c. Un colchón de agua
d. Todas son correctas

59. Las barandillas de seguridad se colocan cuando:
a. Es conveniente que soporten el peso de la ropa
b. El paciente se encuentra agitado
c. Debemos evitar el pie equino
d. Es necesaria su movilización

60. La piel del anciano se arruga porque:
a. Con la edad pierde adrenalina
b. Con la edad gana sales minerales
c. Las células de la piel con la edad pierden la membrana externa
d. Con la edad pierde elasticidad

61. Las uñas de los pies del mayor deben cortarse:
a. Curvas   b. Rectas
c. En ángulo   d. A y B son correctas

62. El aseo corporal del anciano encamado
a. Alivia las rigideces articulares
b. Alivia el dolor
c. Reduce el prurito que origina la piel seca
d. Todas son correctas

63. ¿Qué es la disfagia?
a. Necesidad de beber mucha agua
b. Dificultad para tragar
c. Acumulación de gases en el intestino
d. Falta de apetito

64. ¿Qué nutriente no se encuentra en la carne de vacuno?
a. Grasas   b. Proteínas
c. Hidratos de carbono   d. Vitaminas

65. Antes de manipular la comida del anciano, lo primero:
a. Retirar las espinas o cartílagos
b. Pelar la fruta
c. Lavarnos las manos con jabón o gel
d. Cortar los trozos grandes

66. Ausencia total de orina:
a. Disuria   b. Poliuria
c. Anuria   d. Polaquiuri

67. Un fuerte olor en la orina del paciente, puede deberse a:
a. Beber líquidos isotónicos
b. Determinados alimentos
c. Infección urinaria
d. B y C son correctas

68. Respecto a la eliminación, la falta de movilidad en el mayor producirá frecuentemente
a. Anuria   b. Estreñimiento
c. Poliuria   d. Diarreas

69. Se puede justificar la inmovilización o contención mecánica del paciente:
a. Si no queremos que se levante al baño
b. Si tiene colocada una vía central
c. Solo cuando se sospecha o se diagnostica un trastorno mental
d. Como último recurso para garantizar la seguridad del paciente y de los demás

70. ¿Cada cuánto tiempo cambiamos de posición al paciente encamado para prevenir ulceras por presión?
a. 15 ó 30 minutos   b. 2 ó 3 horas
c. 12 horas   d. 24 horas

71. Para prevenir riesgos laborales, nunca deberíamos:
a. Elevar una carga manualmente por encina de nuestra cabeza
b. Realizar giros de cintura mientras levanta o transporta una carga
c. Dar órdenes mientras se eleva una carga
d. A y B son correctas

72. No pertenecen a los equipos de protección de riesgos laborales sanitarios:
a. Guantes   b. Protecciones oculares
c. Máscaras antigás   d. Batas y delantales

73. El derecho a no ser dañado y a favorecer la capacidad para el propio autocuidado, se denomina:
a. Autonomía   b. Privacidad
c. Beneficencia   d. Fidelidad

74. La movilización es la aplicación de una serie de ejercicios para:
a. Favorecer retornos venosos
b. Prevenir úlceras por presión
c. Ayudar al enfermo a recuperar progresivamente la movilidad de los miembros lesionados
d. Todas son correctas

75. En el proceso de formación de úlceras de decúbito, la isquemia se produce después de suceder:
a. La presión prologada de la zona
b. El dolor
c. El enrojecimiento de la piel
d. La ruptura de la piel

76. Los movimientos que al practicar un masaje pueden ser:
a. Lineales
b. Circulares
c. En forma de pellizco
d. De los 3 tipos

77. La parte del estómago denominada píloro comunica:
a. El duodeno con el fundus
b. El cardias con el estómago
c. El estómago con el duodeno
d. El fundus con el antro

78. La higiene de los ojos deberá realizarse de la siguiente forma:
a. Desde la mejilla hacia la nariz
b. Desde el exterior al lagrimal
c. Desde el lagrimal hacia el exterior
d. Indistintamente

79. Las zonas de mayor incidencia de úlceras en los pacientes que habitualmente se encuentran en posición de decúbito prono son:
a. Tobillos, rodillas, costilla y hombros
b. Glúteos, codos, talones y nuca
c. Dedos del pie, codos, costillas y nuca
d. Dedos del pie, rodillas, hombros y mejillas

80. La temperatura ambiente idónea para realizar la higiene del paciente encamado es aproximadamente:
a. De 25º C
b. De 20º C
c. De 28º C
d. Todas ellas

81. Un banco de pequeño tamaño que se utiliza para apoyo se denomina:
a. Escan
b. Prono
c. Escabe
d. Corva

82. La fructosa es un glúcido:
a. Polisacárido
b. Disacárido
c. Monosacárido
d. Multisacárido

83. En el hígado de los animales, leche y huevos, se encuentran cantidades importantes de vitaminas:
a. B2   b. B1   c. B6   d. B12

84. Bacterias con forma de bastón:
a. Cocos
b. Bacilos
c. Cocobacilos
d. Vibrios

85. Unidad funcional del riñón:
a. Cáliz
b. Nefrona
c. Túbulo
d. Glomérulo

86. Para ayudar a un paciente que está sentado en un sillón a ponerse de pie deberemos (señale la FALSA):
a. Proteger el cuerpo del paciente con el nuestro
b. Introducir la bolsa recolectora de orina en el bolsillo de su albornoz
c. Pedirle que ponga uno de los brazos alrededor de nuestra cintura
d. Coger al paciente por debajo de los brazos

87. Si se va a realizar el movimiento de un paciente entre varias personas, será imprescindible que:
a. Todos ellos realicen el movimiento a una misma altura
b. Lo hayan realizado varias veces antes
c. Una de las personas dirija la maniobra
d. Debe efectuar el movimiento rápidamente

88. ¿Qué actividad deberá realizar antes de la movilización de un enfermo para un traslado interno?
a. Explicar lo que se le va a hacer y proteger cualquier sistema de tubos
b. Lavarse las manos y explicar al enfermo lo que se le va a hacer
c. Cerciorarse que la movilización no está contraindicada y lavarse las manos
d. Todas ellas

89. Cantidad aproximada de diuresis en 24 h en condiciones normales:
a. 1,0 l   b. 2,2 l   c. 1,5 l   d. 2,5 l

90. Una parte importante del trabajo de la auxiliar de enfermería es:
a. Acompañar enfermos incapacitados
b. Levantar, mover y transportar enfermos incapacitados
c. Levantar y acompañar enfermos incapacitados
d. Lavar y acompañar enfermos incapacitados

91. El somier y funda del colchón normalmente se limpian con:
a. Solución de Glutaraldehido 2%
b. Agua y povidona
c. Agua y lejía
d. Todas ellas están igual de indicadas

92. Cuando la eliminación de orina en 24h. Es de hasta 500 cc., nos encontramos ante un paciente con:
a. Anuria
b. Poliuria
c. Oliguria
d. Retención urinaria

93. Conducto terminal de las vías urinarias:
a. Uretra
b. Uréter
c. Ureteros
d. Glomérulo

94. Una cama abierta en abanico lateral nos hará pensar que se espera efectuar una recepción de un paciente:
a. Quirúrgico
b. Sin información específica previa
c. Ambulatorio
d. Todas ellas

95. Para hacer la cama con la mayor comodidad posible, la sábana bajera se doblará:
a. Con el revés hacia dentro y a lo ancho
b. Con el revés hacia fuera y a lo ancho
c. A lo largo y con el derecho hacia dentro
d. A lo largo y con el revés hacia dentro

96. El pulmón derecho se encuentra dividido en:
a. Lóbulo medio inferior
b. Lóbulo superior, medio e inferior
c. Lóbulo superior e inferior
d. Lóbulo derecho, medio e izquierdo

97. Esguince es:
a. Traumatismo cerrado que se manifiesta con rotura o distensión del aparato cápsulo-ligamentoso
b. Desplazamiento de un hueso de su posición normal
c. La lesión que no produce ni rotura del aparato cápsulo-ligamentoso ni fractura de los extremos óseos
d. Abolición de movimientos por causa articular

98. Una pieza de lencería de cama es el hule impermeable y sus dimensiones aproximadas son:
a. De 0,5 por 1m
b. De 0,9 por 1,15 m
c. De 1,3 por 2 m
d. De 1,9 por 2,5 m

99. No es cierto que la esterilización con calor seco se realice a:
a. 140º C durante 1 hora
b. 160º C durante 135 minutos
c. 180º C durante 50 minutos
d. 120º C durante 10 minutos

100. Se llaman 'centinelas de cama':
a. Timbre o interruptor de la luz
b. Respaldo regulable que permite colocar al paciente en la posición de Fowler
c. Soporte que se coloca para aliviar el peso de la ropa de cama
d. Almohadillas de polietileno hinchadas con aire

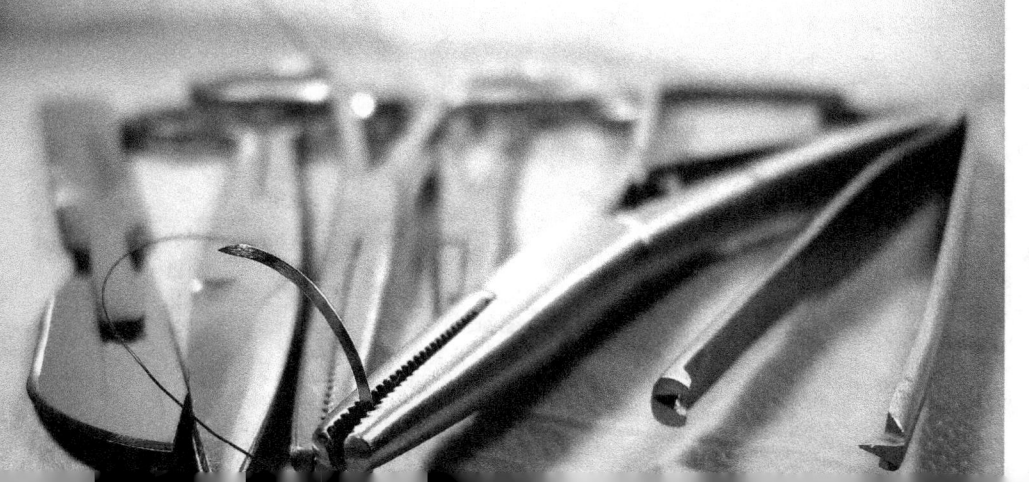

101. Básicamente, la cama de Judet tiene como característica el marco...:
a. por encima de la cama, que sujeta varias anillas
b. por debajo de la cama para accesorios
c. alrededor de la cama (barras de contención)
d. Marco o armazón para volteo

102. Lesión de piel de contenido sólido:
a. Vesícula   b. Nódulo
c. Ampolla   d. Pústula

103. Angina de pecho es un cuadro clínico que:
a. Aparece en reposo y dura horas cediendo con el esfuerzo
b. Presenta una severa y mantenida isquemia coronaria
c. Aparece con el esfuerzo y desaparece en segundos o minutos con el reposo y vasodilatadores coronarios
d. Se acompaña siempre de manifestaciones vegetativas o shock

104. Los isótopos son:
a. Cátodos capaces de emitir calor y electricidad
b. Átomos capaces de emitir radicaciones, campos magnéticos y eléctricos
c. Átomos capaces de emitir radiaciones
d. Cátodos eléctricos

105. Acompaña a un paciente al servicio de radiología y observa en un cartel el símbolo de radiación de color amarillo, significa que está en zona de:
a. Radiación menor
b. Mayor riesgo de radiación
c. Alta radiación

106. El control individualizado de las radiaciones que recibe un trabajador sanitario en un servicio de rayos x, se realiza a través de un dosímetro que deberá estar:
a. En los pasillos centrales del servicio
b. En el interior de la sala
c. En la parte superior de cada aparato
d. En el bolsillo del uniforme

107. Unidad que indica el grado de vibraciones en una unidad hospitalaria:
a. Vrad   b. Lux   c. Pal   d. Decibelio

108. No exime del secreto profesional:
a. El perjuicio de un tercero
b. El perjuicio al propio médico o sanitario
c. La exigencia legal
d. El estado de gravedad del paciente

109. Cuando en las condiciones ambientales de una unidad de hospitalización el aire tiene una humedad relativa del 50% será previsible que:
a. Se favorezcan la transmisión de enfermedades bucolaríngeas
b. Se agraven las enfermedades cardíacas
c. Se agraven las enfermedades reumáticas
d. Todas ellas

110. NO es enfermedad infecciosa de declaración universal?
a. El cólera   b. La fiebre amarilla
c. El tifus exantemático   d. La sepsis

111. Señale la FALSA. Los huesos anatómicamente se dividen en:
a. Cortos   b. Largos
c. Irregulares   d. Regulares

112. Valores de ruidos tolerables en el interior de un hospital (aprox.):
a. 25 dB   b. 35 dB   c. 12 dB   d. 40 dB

113. ¿Cuántos huesos tiene el cráneo?
a. 14   b. 8   c. 18   d. 4

114. El material hospitalario se puede clasificar en:
a. Desechable   b. No desechable
c. Aparatos   d. Todas son correctas

115. Una de las características del frío sobre el organismo es:
a. Su efecto anestésico
b. Su efecto antihemorrágico
c. Su efecto astringente
d. Todas son características del frío

116. La dieta hiperproteica está recomendada para:
a. Pacientes con diabetes Mellitus
b. Pacientes con insuficiencia hepática
c. Pacientes con falta de proteínas en los tejidos y sangre
d. Personas muy delgadas

117. Los alimentos catalizadores o reguladores son los formados por:
a. Leche   b. Vitaminas
c. Minerales   d. La B y C son correctas

118. En el baño de un paciente la temperatura del agua debe estar a:
a. 40º C   b. 43,3º- 46,1º C
c. 36º,5 – 37º C   d. 41,2º -43,5º C

119. Una causa de angina de pecho es:
a. tabaquismo   b. espasmo coronario
c. infarto de miocardio   d. Las tres lo son

120. Una enfermedad del sistema eritrocitario es:
a. Anemias   b. Leucemias
c. Trombopatías   d. Hemofilia

121. A la diabetes glucosúrica se la denomina también:
a. Diabetes Mellitus   b. Diabetes sacarina
c. Diabetes juvenil   d. A y B son correctas

122. Una de las acciones del sistema nervioso simpático es:
a. Aumento de los movimientos y secreciones intestinales
b. Disminución de la presión arterial
c. Dilatación de los bronquios
d. Todas son correctas

123. Se considera que una persona está en una segunda fase de la intoxicación etílica cuando el grado de alcoholemia oscila entre:
a. 0,5 - 0,8 g./litro   b. 1,5 – 5 g./litro
c. 0,8 – 1,5 g./litro   d. 0,3 – 1,6 g./litro

124. La cama de Judet es:
a. La cama ortopédica
b. La cama articulada
c. La cama metálica de somier rígido
d. Todas son válidas

125. ¿Cuántos ATS son necesarios en un equipo de enfermería?
a. 10   b. 11   c. 15   d. 6

126. Se considera zona de tránsito a:
a. Pasillos   b. Ascensores
c. Ambas   d. Ninguna de las dos

127. En cuántos departamentos se divide la organización del Hospital:
a. 4   b. 3   c. 6   d. 2

128. Los servicios médico hospitalarios se dividen en:
a. Especialidades
b. Servicios médico-quirúrgicos
c. Servicios centrales
d. Todas son correctas

129. Cuando el electrocardiograma es plano se ha producido un cese de:
a. De la función cardíaca
b. De la función respiratoria
c. De la función cerebral
d. Todas son correctas

130. Manchas extensas de color rojo-violáceo en los cadáveres:
a. Lividences
b. Lividences cadavéricas
c. Livor mortis
d. B y C son correctas

131. La agonía puede ser:
a. Lúcida
b. Con pulso débil
c. Comatosa
d. A y C son correctas

132. ¿Cuándo se le empiezan a dar al lactante aporte calórico en forma de hidratos de carbono?
a. Del 4º ó 8º mes
b. Del 5º ó 6º mes
c. Del 4º ó 5º mes
d. Ninguna es correcta

133. Proteínas en leche materna:
a. 1,2 gramos por 100 ml
b. 1,3 gramos por 100 ml
c. 1,4 gramos por 100 ml
d. 1,5 gramos por 100 ml

134. El perímetro torácico de un recién nacido es de:
a. 32-34 cm
b. 34.36 cm
c. 35-36 cm
d. 33-35 cm

135. Se considera a un recién nacido de bajo peso o prematuro cuando:
a. Con peso por de bajo de 2.500 gramos
b. Edad de gestación inferior a 259 días
c. A y B con correctas
d. Ninguna es correcta

136. La sonda de Couvelaire se utiliza con:
a. Mujeres
b. Varones
c. Niños
d. Con los tres

137. La sonda que posee doble luz o incluso triple es la de:
a. Mallecot
b. Pezzer
c. Foley
d. Nelaton

138. La respuesta del enfermo ante su nueva situación como paciente es:
a. De ansiedad
b. De angustia
c. Emotiva
d. A y B son correctas

139. El método de Silvester no se debe emplear con una persona..
a. con fractura de columna
b. con fractura de las vértebras
c. con fractura de los miembros superiores
d. En ninguno de los tres casos

140. Cuando se produce una lesión articular en la que hay pérdida de contacto con las superficies articulares y lesión en los ligamentos, se ha producido:
a. Un esguince
b. Una luxación
c. Un traumatismo físico
d. Una rotura

141. ¿Puede ser el ser humano fuente de infección?
a. Sí
b. No
c. Sí, como enfermo o sin presentar la patología de la infección
d. Sólo como portador

142. Según su composición, la vacunación puede ser:
a. Polivalente
b. Monovalente
c. Combinada
d. Todas son correctas

143. El saturnismo es:
a. Una intoxicación
b. Una intoxicación por arsénico
c. Una intoxicación por plomo
d. Una crisis neurótica

144. El 'Cannabis' también se llama::
a. Griffa
b. Kifi
c. Hachís
d. Todas son correctas

145. Cuando hay un exceso de pigmento melánico en la piel se denomina:
a. Telangiectasia
b. Hiperpigmentación
c. Hipertelangiectasia
d. Hemocromatosis

146. La neurosis puede ser:
a. Psicótica
b. Esquizofrénica
c. Neurótica
d. Ninguna es correcta

147. La blefaritis es:
a. Inflamación de la úvea
b. Inflamación de la capa externa del ojo
c. Inflamación de los párpados
d. Todas son correctas

148. ¿Qué parte del cerebro controla la sensación visual?
a. Lóbulo temporal
b. Lóbulo parietal
c. Lóbulo frontal
d. Lóbulo occipital

149. Las fibras de los nervios pueden ser:
a. Sensitivas
b. Motoras
c. Motoras vegetativas
d. De los 3 tipos

150. La progesterona es:
a. proteína
b. hormona femenina
c. hormona
d. hormona masculina

151. Los tumores benignos del útero se denominan:
a. Miomas
b. Sarcomas
c. Ciomas
d. Todas son correctas

152. Conducto que recoge toda la linfa de las extremidades inferiores, abdomen, brazo izquierdo y parte izquierda del tórax, cuello y cabez:
a. Conducto linfático derecho
b. Conducto linfático izquierdo
c. Conducto torácico
d. No existe tal conducto

153. Los monocitos son:
a. Basófilos
b. Granulocitos
c. Polinucleares
d. Agranulocitos

154. Capa de la pared del corazón constituida por tejido muscular estriado:
a. Endocardio
b. Riocardio
c. Pericardio
d. Miocardio

155. La unidad estructural y funcional del riñón se denomina:
a. Nefrona
b. Nefrina
c. Médula renal
d. Ninguna es correcta

156. El peritoneo es:
a. La capa externa del estómago
b. La capa interna del esófago
c. La capa intermedia del estómago
d. La cavidad gástrica

157. Eliminación de sangre por la boca:
a. Hemoptisis
b. Hemoptiasis
c. Hemólisis
d. Cianosis

158. El tejido que tiene como función proteger es:
a. El muscular
b. El epitelial
c. El conectivo
d. Ninguna es correcta

159. Los osteoblastos:
a. Son células
b. Son células jóvenes con función de formar el tejido óseo
c. Son células óseas maduras
d. Tienen como función destruir el tejido óseo

160. La paroditis se da en:
a. En los adultos
b. En la edad escolar
c. En la vejez

161. El desinfectante que se utiliza para desinfectar aparatos de endoscopia o respiradores es el:
a. Aldehído glutárico
b. Tensoactivo
c. Yodoforos
d. Aldehídos

162. Elevación de la cantidad de dióxido de carbono en la sangre por encima de los valores normales:
a. Hipocapnia
b. Hipoxia
c. Hipercapnia
d. Fiperoxia

163. La aplicación de remojos calientes o inmersiones en un paciente, se utiliza para:
a. Alivio del dolor
b. Limpieza de heridas y quemaduras
c. Aceleración del proceso de supuración
d. La b y c son correctas

164. El enema estimulante está dentro del grupo de los enemas:
a. De aceite
b. Medicamentosos
c. Comerciales desechables
d. Salinos

165. El componente nutricional que tiene una función plástica es:
a. Los hidratos de carbono
b. Los glúcidos
c. Las proteínas
d. Todas son correctas

166. Posición en la que el paciente está en decúbito supino, levantado de la cama 50 cm. y la espalda apoyada en la cama con un ángulo de 45°:
a. La posición de Fowler
b. La posición de Trendelenburg
c. Posición de Trendelenbrug inversa
d. Posición de Rose

167. Cuando hay que levantar a un paciente que está inmovilizado ¿qué debe hacer el auxiliar de enfermería?
a. Quitar la almohada y cada auxiliar colocado a un lado de la cama gira al paciente
b. Levantar al paciente con cuidado y colocarlo en la posición deseada
c. Poner al paciente girado a la izquierda y sentarlo en la cama
d. Ninguna es correcta

168. Porcentaje de agua en la orina:
a. 90%   b. 90-95%   c. 95%   d. 80-85%

169. Dentro de la higiene y aseos, la conservación en buen estado de los tejidos cutáneos es:
a. Un fin del auxiliar de enfermería
b. Una labor del auxiliar de enfermería
c. Una meta del auxiliar de enfermería
d. No es una labor del auxiliar de enfermería

170. Cuando la coloración de la piel es azulada indica que hay:
a. Cianosis
b. Enfermedad de Addison
c. Dificultades respiratorias en cardíacos
d. A y C son correctas

171. Una de las funciones del auxiliar de enfermería para el enfermo es:
a. Preparar al enfermo para su traslado
b. Distribuir y administrar comidas
c. Ayudar al enfermo a vestirse
d. Todas son correctas

172. S debemos proceder a atender a un paciente que se encuentra con emesis, sabremos que se trata de:
a. Un vómito
b. Una hemorragia quirúrgica
c. Unas deposiciones sanguinolentas
d. Una cura quirúrgica

173. Para tomar la temperatura bucal, se debe mantener el termómetro sublingualmente los minutos siguientes:
a. Inferior a 3   b. Superior a 6
c. De 2 a 3   d. De 4 a 6

174. La prestación del consentimiento informado:
a. Es un deber del paciente
b. Es un derecho del médico responsable
c. Se prestará siempre de forma escrita
d. Puede ser revocado libremente por el paciente en cualquier momento, cumpliendo los mismos requisitos de forma que en su otorgamiento

175. Según la NANDA, a las respuestas humanas a estados de salud/procesos vitales que pueden desarrollarse en un individuo, familia o comunidad vulnerables se le denomina:
a. Diagnóstico enfermero de riesgo
b. Diagnóstico enfermero de salud
c. Diagnóstico enfermero real
d. Síndrome

176. No es un patrón funcional de Marjory Gordon:
a. Patrón Actividad-Ejercicio
b. Patrón Seguridad-Protección
c. Patrón Cognitivo-Perceptual
d. Patrón Afrontamiento-Tolerancia al estrés

177. En la consulta de enfermería de atención primaria es una actividad de carácter asistencial:
a. Rellenar la hoja de registro de actividad diaria/mensual de enfermería
b. Fomentar el autocuidado mediante la educación para la salud
c. Colaborar en la formación de estudiantes de pregrado
d. Preparación de una sesión bibliográfica

178. En una valoración estructurada por Necesidades Básicas de Virginia Henderson, en la Necesidad 2 Alimentación-Hidratación NO se recoge:
a. Problemas de dentición
b. Apetito
c. Estado de la piel
d. Necesidad de ayuda para alimentarse

179. El principio que consiste en buscar el bien de la persona es el de:
a. Autonomía   b. Beneficencia
c. Justicia   d. Legalidad

180. La Cartera de Servicios Comunes del Sistema Nacional de Salud debe garantizar la atención integral y la continuidad de la asistencia prestada a los usuarios..
a. ...independientemente del nivel asistencial en el que se les atienda en cada momento
b. ... exclusivamente en Atención Primaria
c. ... exclusivamente en Atención Especializada
d. ... exclusivamente en Salud Pública

181. Numerador de cobertura en la evaluación del Servicio Atención al Consumidor Excesivo de Alcohol:
a. Todos los mayores de 14 años que consuman alcohol, independientemente de la cantidad
b. La población con factores de riesgo para consumir alcohol
c. Los mayores de 14 años que cumplan el criterio de inclusión
d. Las personas que han conseguido disminuir el consumo tras el plan terapéutico

182. La enfermera/o del Equipo de Atención Primaria tendrá como función y responsabilidad:
a. Verificación sistemática de las condiciones de infraestructura higiénico-sanitaria de las industrias de alimentación
b. Participar en los trabajos de Educación para la Salud
c. Canalización de reclamaciones y sugerencias
d. Ninguna de las anteriores

183. ¿Cuántas clases presenta la Taxonomía I de la NANDA?
a. 26   b. 5   c. 47   d. 15

184. Desequilibrio de la nutrición por exceso r/c consumo excesivo de hidratos de carbono y sedentarismo m/p sobrepeso del 23% corresponde con la formulación de diagnóstico:
a. ...de Salud   b. ...de Riesgo
c. ...Potencial   d. ... Real

185. La Escala de Norton:
a. 14 puntos o más bajo indica situación de riesgo de UPP
b. No se puede utilizar en población hospitalizada
c. No contempla la incontinencia
d. No contempla el estado mental

186. La facilidad con la que los servicios sanitarios pueden ser obtenidos de forma equitativa por la población en relación a las barreras organizativas, económicas, culturales se denomina:
a. Aceptabilidad   b. Accesibilidad
c. Efectividad   d. Eficacia

187. Respecto a la historia clínica NO es cierto que:
a. Garantiza una asistencia adecuada al paciente
b. Su cumplimentación, en los aspectos relacionados con la asistencia directa, será responsabilidad de los profesionales que intervengan en ella
c. Debe incluir, entre otros, la planificación de cuidados de enfermería
d. Solo puede ser cumplimentada por el médico responsable

188. *"Organización sistemática de resultados en grupos o categorías basadas en semejanzas, diferencias y relaciones entre los resultados"* se corresponde con la taxonomía:
a. NANDA   b. NIC
c. NOC   d. Ninguna de las tres

189. Todo tratamiento basado en el conocimiento y juicio clínico, que realiza la enfermera/o para favorecer el resultado esperado del usuario:
a. Intervención de enfermería
b. Actividad de enfermería
c. Objetivo de enfermería
d. Resultado de enfermería

190. El registro que tiene como objetivo servir de soporte documental para el seguimiento de la continuidad de cuidados en la transferencia del paciente entre Atención Especializada y Atención Primaria se denomina:

a. Resultado enfermero
b. Informe de continuidad de cuidados de enfermería al alta
c. Historia de enfermería
d. Informe de derivación

191. Formación recibida por una enfermera que acude a un taller organizado por la estructura de docencia de su Área de Salud:

a. pregrado
b. postgrado
c. continuada
d. cualitativa

192. La teoría del Autocuidado ha sido desarrollada por:

a. Callista Roy
b. Dorotea Orem
c. Virginia Henderson
d. Nancy Roper

193. Etapa de la visita domiciliaria en la que se analiza la documentación previa disponible:

a. Planificación
b. Desarrollo
c. Registro
d. Cierre

194. "*Evaluación retrospectiva de la práctica asistencial realizada por los propios profesionales responsables de la asistencia encaminada a encontrar soluciones prácticas a los problemas que se detectan*":

a. Acreditación
b. Indicador
c. Audit
d. Adecuación

195. Los criterios para la evaluación se definen:

a. Resultados de la medición del criterio
b. Medida que combina dos variables, lo que hemos hecho en relación a lo que deberíamos hacer
c. Es la comparación de la actividad asistencial con una serie de normas previamente establecidas, como parámetros de buena calidad
d. Nivel óptimo de aplicación

196. Cuál de las siguientes medidas no es de dispersión:

a. Rango
b. Varianza
c. Mediana
d. Desviación estándar

197. La proporción de la población que padece una enfermedad en un momento dado:

a. Incidencia
b. Prevalencia
c. Proporción
d. Razón

198. ¿Cuál de las siguientes afirmaciones es verdadera respecto a los estudios transversales?

a. Permiten establecer relaciones causales
b. También se denominan de prevalencia
c. Son estudios de tipo experimental
d. Siempre emplean las encuestas para obtener datos

199. Si deseamos realizar un estudio sobre enfermedades cardiovasculares en mujeres mayores de 18 años, nos plantearemos un estudio:

a. De casos-control
b. Descriptivo
c. De cohortes
d. Experimentales

200. En la lucha contra las enfermedades transmisibles, las vacunas, alimentación, conocimientos y nivel de vida, son medidas referidas a:

a. Agente
b. Reservorio
c. Huésped
d. Mecanismo de transmisión

201. Si acude un adulto a un centro de salud con herida limpia y más de tres dosis de tétanos-difteria (Td) según tarjeta vacunal que aporta...

a. No vacunar Td si hace menos de 10 años de última dosis documentada. No inmunoglobulina (IG)
b. No vacuna Td si hace menos de 10 años de última dosis documentada. Sí IG
c. Sí vacuna Td si hace menos de 10 años de última dosis documentada. No IG
d. Ninguna es correcta

202. Las vacunas muertas o inactivadas producen:

a. Inmunidad de aparición inmediata
b. Inmunidad de corta duración
c. Inmunidad de aparición tardía y duradera
d. A y C son correctas

203. La capacidad del profesional de delimitar y compartir los objetivos de la entrevista con su paciente, es una cualidad del entrevistador que corresponde a la:

a. Calidez
b. Cordialidad
c. Concreción
d. Empatía

204. Dentro de la entrevista semiestructurada (según Borrell), fase donde se trasmite al paciente la información de los problemas haciendo los planes para la resolución de los mismos y donde se realizan tareas de persuasión y negociación

a. Resolutiva
b. Enunciativa
c. Exploratoria
d. De escucha

205. Dentro de que periodo de la historia natural de la enfermedad incluirías el periodo presintomático o preclínico:

a. Prepatogénico
b. Resultado
c. Patogénico
d. Ninguna es correcta

206. El promedio del número de años que se espera que viva un individuo de una edad, si se mantienen las tendencias actuales en las tasas específicas de mortalidad:

a. Morbilidad
b. Mortalidad
c. Años perdidos
d. Esperanza de vida

207. Mide la facilidad o dificultad que presenta la solución del problema desde el punto de vista técnico y social sería:

a. Trascendencia
b. Magnitud
c. Vulnerabilidad
d. coste/beneficio

208. Qué método educativo sería más útil para modificar una conducta:

a. Un clase práctica
b. Mantener una entrevista
c. Pasar un video específico

209. Según el método PRECEDE, el hecho de que una persona se considere culpable de mantener una conducta es un factor:

a. predisponente
b. posibilitador
c. facilitador
d. reforzador

210. Antiséptico hace referencia a:

a. Uso de productos químicos para desinfectar objetos y materiales clínicos
b. Uso de productos químicos utilizados en la desinfección de tejidos vivos
c. Técnicas para crear una ambiente libre de microorganismos
d. Técnicas para impedir el acceso de microorganismos al campo de trabajo

211. De los siguientes tipos de residuos procedentes de la actividad asistencial, NO pertenece al grupo II:

a. Medicamentos caducados
b. Material de curas
c. Yesos
d. Ropa de pacientes no infecciosos

212. Para la esterilización del material quirúrgico no se suele usar:
a. Radiaciones ionizantes
b. Autoclave
c. Flameado   d. Filtros de flujo laminar

213. La Farmacología clínica estudia:
a. Las propiedades de los fármacos en su aplicación al hombre
b. Los factores que influyen sobre la cantidad de fármaco presente en el sitio de acción en cada momento, desde su administración
c. El empleo en el hombre de los fármacos, con el fin de curar
d. Los efectos nocivos de los medicamentos y su mecanismo

214. Para calcular la dosis pediátrica de un fármaco usando la formula del área de superficie corporal necesitamos:
a. El peso del niño, el peso del adulto, el área de superficie corporal del niño
b. El área de superficie corporal del adulto, el peso del adulto y la dosis del niño
c. El peso y talla del niño y la dosis del adulto
d. La dosis del adulto, la superficie corporal del adulto y la superficie corporal del niño

215. De acuerdo con la clasificación NANDA, una característica definitoria para el diagnostico *Desequilibrio nutricional por defecto*, es que la persona experimente una pérdida de peso igual o superior a:
a. 5% de su peso corporal en 24 horas
b. 10% de su peso ideal
c. 20% de su peso corporal en una semana
d. 20% de su peso ideal

216. Cual NO ES una posible complicación de la Nutrición Parenteral:
a. Flebitis
b. Infección del punto de inserción del catéter
c. Neumotórax
d. Broncoaspiración del contenido alimenticio

217. La OMS define el estatus epiléptico como las crisis epiléptica que se repiten en un intervalo corto de tiempo y se prologan:
a. Entre 5 y 10 min.   b. Entre 10 y 15 min
c. Entre 15 y 20 min.   d. mas de 30 min

218. Ante Insuficiencia Respiratoria Aguda, ¿En qué orden se deben realizar las medidas de Reanimación Cardio Pulmonar Básicas?
a. Vía Aérea permeable, Circulación, Ventilación
b. Circulación, Vía Aérea permeable, Ventilación
c. Vía Aérea permeable, Ventilación, Circulación

219. La administración de flujos altos de O2 en pacientes con E.P.O.C
a. Es beneficioso, pues mejora la hipoxemia
b. Puede elevar el nivel de oxigeno en la sangre y desaparece la disnea
c. Elimina el estimulo de la respiración en éstos pacientes
d. Ninguna es cierta

220. En relación con la insuficiencia cardiaca es INCORRECTO:
a. No presenta síntomas gastrointestinales
b. Puede haber edema periférico en ausencia de signos de insuficiencia cardiaca derecha
c. Los estertores crepitantes pueden deberse a causas diferentes a la insuficiencia cardiaca
d. La nicturia es un síntoma frecuente

221. ¿En que supuesto se utilizará un brazo con una Fístula o una derivación Arteriovenosa de diálisis para insertar un catéter venoso?
a. Siempre
b. Cuando se administren soluciones con ClK
c. Nunca
d. Cuando ese brazo tenga buenas vías

222. El comienzo de acción de las insulinas de acción intermedia se produce:
a. En menos de una hora de la inyección
b. Entre 1 y 4 horas de la inyección
c. Entre 4 y 8 horas de la inyección
d. Entre 6 h – 10 h de la inyección

223. Los músculos del brazo son:
a. Coracobraquial, Braquial anterior, Biceps y Tríceps
b. Deltoides, Biceps, Triceps y Braquial anterior
c. Supraespinoso, Coracobraquial, Biceps y Tríceps
d. Deltoides, Supraespinoso, Infraespinoso y Bíceps

224. Erosión de la mucosa gástrica o duodenal que alcanza o sobrepasa la muscularis mucosae:
a. Gastritis aguda   b. Gastritis crónica
c. Ulcera péptica   d. Colitis ulcerosa

225. Técnica de aislamiento ante un paciente inmunodeprimido:
a. Aislamiento respiratorio
b. Aislamiento protector (precauciones inversas)
c. Aislamiento de contacto
d. Aislamiento estricto

226. La valoración de enfermería a pacientes con desprendimiento de retina incluye valorar:
a. el grado de dilatación de la pupila
b. la presencia de dolor de cabeza y su intensidad
c. si el paciente percibe destellos luminosos y manchas o moscas volantes delante del ojo
d. la presencia de enturbiamiento en el cristalino

227. Durante la manipulación de medicamentos citostáticos cuál NO es correcta:
a. Lavado de manos antes y después de toda manipulación
b. Uso de batas cerradas por delante y de manga larga con puños elásticos
c. Guantes bajo los puños de la bata
d. Abrir ventanas y puertas para ventilar la sala

228. Durante una intervención quirúrgica, una de las actividades de la enfermera circulante consiste en:
a. Valorar, planificar, realizar y evaluar las actividades de enfermería para satisfacer las necesidades individuales de cada paciente
b. Colaborar con el cirujano y ayudante durante la intervención
c. Ayudar a contar las agujas, hojas de bisturí e instrumentos utilizados durante la intervención usando el procedimiento establecido de recuento
d. Preparar los aparatos y material estéril que se necesita para la intervención

229. El Redon es un tipo de drenaje:
a. Simple   b. De succión
c. De aspiración cotinua   d. Mixto

230. De las siguientes localizaciones de las ulceras por presión NO corresponden a ulceras yatrogénicas:
a. Talón, debido a apoyo prolongado
b. Boca, debido al uso inadecuado y continuo de tubos endotraqueales
c. Nariz, debido a las sondas nasogástricas o mascarillas de oxigeno
d. Meato urinario, debido a las sondas vesicales

231. La mezcla preparada para la nutrición parenteral debe utilizarse en:
a. Las primeras 12 horas de su preparación
b. Las 24 horas siguientes a su preparación
c. Las 36 horas siguientes a su preparación
d. No importa el tiempo transcurrido desde su preparación

232. Una persona con índice de masa corporal entre 25 y 29,9 presenta:
a. Normopeso   b. Sobrepeso
c. Obesidad   d. Obesidad Mórbida

233. Cuando la hormona reguladora de las gonadotropinas (GNRH) llega a la adenohipófisis
a. Estimula la secreción de andrógenos
b. Estimula la secreción de estrógenos
c. Estimula la secreción de oxitocina
d. Estimula la secreción de FSH y LH

234. La disminución de la concentración de hematíes en el volumen sanguíneo en las gestantes:
a. Es debido a la disminución de la producción de hematíes por parte de la médula ósea
b. Es debido a la hemodilución que se produce por el aumento del volumen plasmático
c. La causa es hemolítica por la presión intrauterina sobre los vasos
d. La causa es hemolítica al atravesar la barrera placentaria

235. Al final del puerperio el útero ha reducido su volumen:
a. 200 veces   b. 20 veces
c. 100 veces   d. 10 veces

236. Después de la expulsión de la placenta
a. Se liberan los receptores de la prolactina y empieza la producción de la misma
b. Se liberan los receptores de la prolactina y se aumenta la producción de la misma
c. Se disminuye la secreción de estrógenos y aumenta la progesterona
d. Aumenta la secreción de estrógenos permitiendo la acción de la prolactina

237. Dentro del programa de metabulopatías del niño sano:
a. Se realiza la detección sistemática del hipotiroidismo congénito y de la fenilcetonuria
b. Se realiza una detección sistemática del hipogonadismo hipogonadotrópico
c. Se realiza exclusivamente la detección del hipotiroidismo
d. Se hace la determinación de la hormona del crecimiento

238. Dentición temporal en el niño :
a. 32 piezas y se completa a los 36 meses
b. 20 piezas y se completa a los 36 meses
c. 32 piezas y se completa a los 30 meses
d. 20 piezas y se completa a los 30 meses

239. No está entre las causas que puede producir vómito en neonato:
a. La atresia intestinal
b. La intolerancia a las proteínas de la leche de vaca
c. El ano imperforado
d. El VIH

240. En la lectura de la prueba de la tuberculina se mide:
a. el eritema
b. la induración
c. el eritema y el calor de la reacción
d. la induración y el eritema

241. Para la valoración afectiva del anciano se utiliza:
a. El cuestionario MMSE de Folstein
b. La escala de Goldberg
c. Test de Blessed
d. Índice de Katz

242. La edad fisiológica se define por:
a. La edad cronológica, la edad social y la edad psíquica
b. Haber cumplido 75 años
c. Haber cumplido 65 años
d. Envejecimiento de los órganos y tejidos

243. El aseo en un paciente encamado
a. Se comienza por la cara y cuello y se termina por vientre y genitales
b. Se comienza por el tórax y se termina por los genitales
c. Se comienza por las extremidades y se termina por vientre y genitales
d. Se comienza por la cara y cuello y se termina por las extremidades

244. El placebo se utiliza en los enfermos terminales:
a. Nunca
b. Cuando el estado psicológico del paciente es de miedo extremo
c. Cuando la dosis de opiáceos es muy alta
d. Planificando su utilización

245. En el tercer grado del Alzheimer el deseo compulsivo de tocar y examinar cada objeto se llama:
a. Hiperoralidad
b. Nerviosismo
c. Hiperetamorfosis
d. Agrafia

246. En los cuidados necesarios en la fase aguda del paciente esquizofrénico NO será necesario:
a. Insistir en la alimentación e hidratación adecuada
b. Ser rigurosos con la higiene corporal
c. Estar pendiente de los efectos secundarios del tratamiento con fármacos neurolépticos
d. Encomendarle tareas socio-culturales

247. La secretaría del grupo interministerial para el Plan Nacional sobre Drogas(PNSD) la ostenta:
a. El Ministro del Interior
b. El Ministro de Justicia
c. El Delegado del Gobierno para el PNSD
d. El secretario de estado de seguridad

248. Un indicador de malos tratos por negligencia pasiva en el anciano
a. Sentimiento de impotencia e indefensión
b. Úlceras por presión
c. Moratones
d. Fracturas

249. Persona adulta que tiene quemados el tronco anterior y la extremidad superior derecha, según la regla de los nueve estará quemado el:
a. 45 % b. 18 % c. 36 % d. 27 %

250. En el tratamiento de quemaduras leve no se debe:
a. Utilizar profilaxis antitetánica
b. Utilizar antibióticos tópicos según evolución
c. Desbridar flictenas a tensión
d. Utilizar antisépticos colorantes

251. En situación de hipotermia grave:
a. El paciente suele responder al choque eléctrico por debajo de 30 grados
b. El paciente suele responder a la adrenalina
c. No podemos confirmar la muerte hasta haber recalentado al paciente
d. El deterioro cerebral es superior a otras circunstancias

252. Para realizar un simulacro:
a. No se deben tener en cuenta situaciones anteriores
b. Debe haber un plan de emergencia elaborado con anterioridad
c. Las áreas de seguridad no deberán ser reconocidas por las personas participantes
d. No lo debe saber nadie excepto las personas participantes en las zonas de socorro

253. Según el art. 5 del Estatuto Marco del Personal Estatutario la matrona es:
a. Licenciado con Título Especialista en Ciencias de la Salud
b. Diplomado Sanitario
c. Diplomado con título de Especialista en Ciencias de la Salud
d. Licenciado Sanitario

254. De acuerdo con el estatuto Marco del Personal Estatutario, la suspensión firme determinará la pérdida del puesto de trabajo cuando exceda de:
a. un año
b. seis meses
c. dos años
d. tres años

255. El ejercicio de cualquier actividad, de manera consciente y deliberada, para la que se exija título o habilitación profesional, sin contar con el que sea exigible, está tipificado en el régimen sancionador de la Ley 3/2005 de 8 de julio como infracción:
a. muy grave
b. grave
c. leve
d. muy leve

256. Forma parte de la saliva:
a. Glucagón
b. Tripsina
c. Proteasa
d. Ptialina

257. Si un paciente padece acidosis metabólica es posible que presente una respiración característica:
a. Respiración de Kussmaul
b. Respiración de Biot
c. Respiración de Cheyne-Stokes
d. Respiración de Bouchut

258. El consejo antitabaco en un paciente con infarto agudo de miocardio, se considera prevención..
a. primaria
b. secundaria
c. terciaria
d. Sólo es consejo

259. Si en una valoración por patrones funcionales de Marjory Gordon preguntamos '¿Tiene actividades de ocio (tiempo libre)?, estamos valorando:
a. Patrón Rol-Relaciones
b. Patrón Valores-Creencias
c. Patrón Actividad-Ejercicio
d. Patrón Cognitivo-Perceptual

260. Para hacer una valoración de una posible neuropatía en la exploración de un pie diabético debemos:
a. Tomar pulsos pedios
b. Exploración de la sensibilidad térmica, vibratoria y táctil
c. Observar s existe blanqueamiento del pie al levantarlo
d. A y C son ciertas

261. Escenario con varios accidentados. A una víctima se le tiene asignada una etiqueta de color amarillo:
a. Tendrá prioridad absoluta porque corre peligro vital inmediato
b. Es porque no presenta alteraciones sistémicas, con lesiones localizadas y puede esperar horas
c. Es porque tiene escasa supervivencia
d. Es porque es de segunda prioridad o grave estable

262. Valora los siguientes aspectos: Estado físico general, estado mental, actividad, movilidad e incontinencia:
a. Glasgow b. Barthel
c. Norton d. Karnofsky

263. Se define salud como:
a. Ausencia de alteraciones fisiológicas
b. Bienestar físico, psíquico y social
c. Ausencia de enfermedad
d. Integración de la persona en la sociedad

264. El conjunto de medidas que permiten una buena recuperación después de un infarto de agudo de miocardio, son medidas de prevención:
a. Primaria b. Secundaria
c. Terciaria d. Cuaternaria

265. Según la composición de las vacunas, éstas pueden ser:
a. Monovalentes como la del Sarampión
b. Combinadas como la de la D.T.P
c. Polivalentes como la de la Gripe
d. Todas las anteriores son correctas

266. ¿Cuál es la causa más frecuente de mortalidad en edad escolar?
a. Accidentes
b. Malformaciones congénitas
c. Tumores malignos
d. Infecciones generalizadas

267. Prevención terciaria es:
a. Evitar que aparezca la enfermedad
b. Diagnóstico Precoz
c. Evitar las complicaciones
d. Curar y reinsertar al paciente

268. ¿Cuál es en la actualidad la causa fundamental de mortalidad materna?
a. Infecciones post-parto b. Hemorragias
c. Abortos d. Hipertensión Arterial

269. La sustancia cancerígena por excelencia en el humo del tabaco es:
a. Nicotina b. Monóxido de Carbono
c. Óxido Nitroso d. Alquitrán

270. Respecto a la mortalidad infantil:
a. España tiene una tasa baja y los países subdesarrollados tienen una tasa alta
b. Se refiere a los niños que naciendo vivos, fallecen antes del primer año de vida
c. En esta época, la principal causa de muerte son las anomalías congénitas
d. Todas las anteriores son correctas

271. ¿En relación a qué procesos está relacionado el consumo del tabaco?
a. Cáncer de Pulmón
b. Cáncer de Esófago
c. Cáncer de Laringe
d. Todos los anteriores

272. ¿Cuál es la causa más frecuente de obesidad?
a. De origen gástrico
b. Por trastornos endocrinológicos
c. Por sobrealimentación
d. De origen desconocido

273. ¿Qué necesita el tiroides para producir hormona tiroidea?
a. Calcio b. Yodo
c. Magnesio d. Hierro

274. La primera causa de muerte en la adolescencia son
a. Los procesos diarreicos
b. Los accidentes
c. Los procesos infecciosos
d. Los tumores malignos

275. ¿Cómo es la inmunidad que se obtiene al pasar las paperas?
a. Natural y Activa b. Artificial y Pasiva
c. Natural y Pasiva d. Artificial y Activa

276. ¿Por qué vía es administrada la vacuna de la Poliomielitis?
a. Vía Parenteral b. Vía Oral
c. Vía Intramuscular d. Vía Intradérmica

277. La educación para la salud es una técnica de prevención
a. Primaria b. Secundaria
c. Terciaria d. Cuaternaria

278. La vacuna 'triple vírica' previene:
a. Tétanos, Difteria, Tosferina
b. Sarampión, Rubeola, Parotiditis
c. Difteria, Tétanos, Parotiditis
d. Ninguna de las anteriores es correcta

279. Produce los glucocorticoides:
a. Hipófisis b. Adenohipófisis
c. Médula Suprarrenal d. Cápsula Suprarrenal

280. Predispone a trombosis venosas:
a. Obesidad b. Puerperio
c. Postoperatorio d. Todas las anteriores

281. ¿Frente a qué inmuniza al niño la vacuna DTP?
a. Difteria, Parotiditis, Tétanos
b. Poliomielitis, Tétanos, Tosferina
c. Sarampión, Parotiditis, Rubeola
d. Difteria, Tétanos, Tosferina

282. ¿Cuál es la primera causa de muerte en la época preescolar?
a. Las enfermedades infecciosas
b. Las enfermedades respiratorias
c. Los procesos digestivos
d. Los envenenamientos y accidentes

283. El secreto profesional afecta:
a. Al personal médico y de enfermería
b. A todo el personal que actúa en el ámbito de la asistencia sanitaria
c. Sólo al médico
d. A los médicos especialistas

284. Las afecciones broncopulmonares son debidas a polvos de:
a. Metales duros
b. Escorias de Thomas
c. Aluminio
d. Todas las anteriores son correctas

285. Los agentes biológicos se clasifican por la normativa vigente en:
a. 7 grupos b. 4 grupos
c. 5 grupos d. Todas son falsas

286. señale la falsa:
a. Los hongos son formas complejas de vida que presentan una estructura vegetal
b. La toxoplasmosis es una enfermedad producida por parásitos
c. El pie de atleta es una enfermedad producida por bacterias
d. El asma es una enfermedad producida por hongo

287. Señale la alternativa correcta:
a. El asma bronquial producido por sustancias de origen animal está clasificado como una enfermedad profesional de carácter parasitario
b. La úlcera de la córnea producida por gases está clasificada como una enfermedad profesional provocada por la inhalación de sustancias
c. El cáncer de riñón producido por anilinas está clasificado como una enfermedad profesional de carácter infeccioso
d. El cáncer de la sangre por exposición al benceno está clasificado como una enfermedad de carácter sistemático:

288. Se constituirá un comité de seguridad y salud en todas las empresas o centros de trabajo que cuenten con:
a. Con menos de 50 trabajadores
b. Con 50 trabajadores como mínimo
c. Únicamente con más de 50 trabajadores
d. Solamente con más de 150 trabajadores

289. Señale cuál de las siguientes faltas se considera grave en relación con las actuaciones del personal estatutario de las instituciones sanitarias:
a. La aceptación de cualquier tipo de contraprestación por los servicios prestados a los usuarios de los servicios de salud
b. La exigencia de cualquier tipo de compensación por los servicios prestados a los usuarios de los servicios de salud
c. La incorrección con los superiores, compañeros, subordinados o usuarios
d. La grave agresión a cualquier persona con la que se relacionen en el ejercicio de sus funciones

290. Para drenar el líquido pleural realizaremos una:
a. Punción lumbar
b. Toracocentesis
c. Paracentesis
d. Toracotomía

291. El seguimiento de la calidad del sistema sanitario se realizará por:
a. El Consejo Interterritorial y la Inspección
b. El Consejo Interterritorial
c. La Inspección
d. El Consejo Interterritorial y la Alta Inspección

292. La creación del instituto de información sanitaria se llevará a cabo de acuerdo con lo previsto en el:
a. Art. 67.1 de la Ley 6/1997, de 14 de abril
b. Art. 67.3 de la Ley 6/1997, de 14 de abril
c. Art. 67.1 de la Ley 1/1997, de 14 de abril
d. Art. 67.3 de la Ley 6/1997, de 14 de abril

293. La gerencia de emergencias sanitarias se estructura en:
a. Dirección Asistencial y Dirección de Administración
b. Dirección Sanitaria y Dirección de Gestión
c. Dirección Asistencial y Dirección de Gestión
d. Todas las anteriores son falsas

294. Los órganos de coordinación y gestión de la comunidad autónoma en matera de trasplantes, a los que se refiere el decreto 51/1992, de 26 de marzo, quedan adscritos a:
a. La Dirección Técnica de Atención Especializada
b. La Dirección Técnica de Coordinación Asistencial e Inspección
c. La Dirección Técnica de Sistemas de Información
d. Todas las anteriores son falsas

295. El servicio de emergencias se encuentra adscrito a:
a. La Dirección Técnica de Sistemas de Información
b. La Dirección Técnica de Atención Primaria
c. La Dirección Técnica de Atención Especializada
d. La Dirección Técnica de Coordinación Asistencial e Inspección

296. La eutanasia pasiva se caracteriza por una conducta:
a. Genuina
b. Directa
c. Omisiva
d. Todas son falsas

297. La dieta hipolipídica está indicada en:
a. insuficiencia pancreática
b. insuficiencia renal aguda
c. anorexia nerviosa
d. insuficiencia respiratoria

298. En la hipopotasemia la concentración de potasio en plasma es:
a. < de 3,8 y 5 mEq
b. > de 10 mEq
c. > de 15 mEq
d. > de 6 mE

299. La técnica de extracción de sangre que se utiliza para medir la presión de los gases en la sangre arterial recibe el nombre de:
a. Hemocultivo
b. Antibiograma
c. Gasometría arterial
d. Venopunción arterial

300. Cuando a partir de un hemocultivo el laboratorio ha aislado el microorganismo responsable del cuadro clínico del paciente y queremos saber cuál de los posibles antibióticos a usar en el tratamiento es el más efectivo contra él, el médico solicitará un:
a. Antibiograma
b. Espectograma
c. Halograma
d. Ninguna es correcta

301. La ausencia total de eliminación de orina recibe el nombre de:
a. Oliguria
b. Anuria
c. Polaquiuria
d. Poliuria

302. Cuando en la hoja de evolución clínica de un paciente el médico indica que el paciente/a presenta oliguria significa que:
a. Existe un volumen de emisión de orina inferior a los 500 ml. en 24 horas
b. Existe un volumen de emisión de orina inferior a los 1000 ml. en 24 horas
c. Existe un volumen de emisión de orina inferior a los 1500 ml. en 24 horas
d. Existe un volumen de emisión de orina inferior a los 2000 ml. en 24 horas

303. Si el laboratorio nos indica que para poder hacer la prueba solicitada por el médico necesita una muestra de orina estéril, ¿de qué prueba se trata?
a. Control de diuresis
b. Análisis elemental
c. Urocultivo
d. Análisis básico

304. El laboratorio nos indica que para poder hacer la prueba solicitada por el médico necesita una muestra de heces estéril, ¿Qué prueba será?
a. Prueba de detección de sangre en heces
b. Coprocultivo
c. Prueba de oxiuros
d. Parche de Jacobs

305. Si queremos una muestra de la orina de 24 horas de un/una paciente para un análisis cuantitativo le indicaremos que:
a. Rechace la primera micción del día y a partir de aquí recoja toda la orina de las micciones sucesivas hasta la primera del día siguiente incluida. (24 horas)
b. Rechace la primera micción del día y a partir de aquí recoja toda la orina de las micciones sucesivas hasta la primera del día siguiente no incluida. (24 horas)
c. Recoja la primera micción del día y a partir de aquí recoja toda la orina de las micciones sucesivas hasta la primera del día siguiente no incluida. (24 horas)
d. Recoja la primera micción del día y a partir de aquí recoja toda la orina de las micciones sucesivas hasta la primera del día siguiente incluida. (24 horas)

306. Se suele prescribir la extracción de sangre venosa para hemocultivo:
a. Siempre a primera hora de la mañana)
b. En cualquier momento a lo largo del día cuando el paciente no presente fiebre
c. Cuando el paciente presente un pico febril
d. Siempre de noche

307. Una vez obtenida la muestra de sangre arterial, se envía a laboratorio:
a. Puede permanecer varias horas a temperatura ambiente
b. Inmediatamente después de su extracción
c. Puede permanecer en la nevera 24 h. a 4ºC
d. Hay que congelarla

308. Por circunstancias del servicio, ¿cuánto tiempo podemos retener una muestra de orina para urocultivo sin mandarla al laboratorio?
a. Hay que mandarla inmediatamente sin falta)
b. Si la introducimos en la nevera a una temperatura de 4ºC. puede conservarse hasta un máximo de 24 horas
c. Puede conservarse hasta un máximo de 24 horas a temperatura ambiente
d. Si la congelamos puede permanecer todo el tiempo que queramos

309. ¿Cuántas muestras se necesitan para la realización de un estudio de parásitos de heces?
a. Con una muestra es suficiente
b. Dos muestras tomadas en días distintos
c. Tres muestras tomadas en días distintos
d. Ninguna es correcta

310. ¿Qué real decreto regula la protección de los trabajadores contra riesgos producidos por la exposición a agentes biológicos en el trabajo?
a. RD 225/1995   b. RD 664/1997
c. RD 721/1999   d. RD 215/2005

311. Vacuna NO recomendada a todo el personal sanitario:
a. Hepatitis B   b. Gripe
c. Sarampión   d. Hepatitis C

312. La vacuna de la parotiditis se administra por vía:
a. Intradérmica   b. Subcutánea
c. Intraarterial   d. Intravenosa

313. Precauciones aplicadas a todos los pacientes que se sabe o se sospecha que están infectados con microorganismos transmitidos por partículas menores a 5 micras de tamaño:
a. Precauciones de transmisión por aerosoles
b. Precauciones de transmisión por gotas
c. Precauciones de transmisión por contacto
d. Precauciones universales

314. Las precauciones aplicadas a todos los pacientes que se sabe o se sospecha que están infectados con microorganismos transmitidos por partículas goticulares mayores de 5 micras de tamaño se denominan:
a. Precauciones de transmisión por aerosoles
b. Precauciones de transmisión por gotas
c. Precauciones de transmisión por contacto
d. Precauciones universales

315. ¿Cuál de las siguientes medidas a adoptar en la ubicación del paciente para evitar la transmisión por aerosoles NO es correcta?
a. Situar al paciente en habitación individual
b. Presión de aire positiva en la habitación
c. Mantener la puerta de la habitación cerrada)
d. Salidas de eliminación de aire adecuadas o un filtro monitorizado del aire de alta eficiencia, antes de que el aire circule a otras áreas del hospital

316. Entre las precauciones de transmisión por aerosoles se encuentra la ventilación de la habitación; ¿cuántas veces por hora?
a. 1 a 3   b. 6 a 12   c. 15 a 20   d. 25 a 30

317. Es un proceso de esterilización químico a baja temperatura:
a. Radiaciones gamma
b. Radiaciones beta
c. Radiaciones ultravioleta
d. Plasma-gas de peróxido de hidrógeno

318. El sistema de esterilización húmeda a baja temperatura por inmersión utilizando ácido peracético requiere una temperatura para el proceso de:
a. 10-20ºC   b. 20-30ºC
c. 50-55ºC   d. 80-90ºC

319. Realizamos una valoración del riesgo de padecer úlceras por presión utilizando la escala de Norton y obtenemos los siguientes resultados: - Estado general: bueno. - Estado mental: confuso. - Actividad: utiliza silla de ruedas. - Movilidad: muy limitada. - Incontinencia: ninguna. ¿Qué puntuación alcanzaría este paciente?
a. 10   b. 12   c. 14   d. 16

320. Realizamos una valoración del riesgo de padecer úlceras por presión utilizando la escala de Norton obteniendo los siguientes resultados: - Estado general: bueno. - Estado mental: alerta. - Actividad: encamado. - Movilidad: inmovilizado. - Incontinencia: urinaria y fecal. ¿Qué puntuación alcanzaría este paciente?
a. 10   b. 11   c. 12   d. 13

321. Parámetros que mide la escala de Norton de valoración de riesgo de aparición de úlceras por presión:
a. Estado general-raza-edad-sexo-actividad
b. Estado general-estado mental-actividad-edad-alimentación
c. Estado general-sexo-edad-movilidad-alimentación
d. Estado general-estado mental-actividad-movilidad-incontinencia

322. La aparición de úlceras por presión en la rodilla de un/una paciente se relaciona con la posición Decúbito..
a. lateral derecho   b. supino
c. prono   d. lateral izquierdo

323. Aparecen úlceras por presión en la zona del occipucio de un paciente. Se relaciona con la posición de decúbito:
a. lateral derecho   b. supino
c. prono   d. lateral izquierdo

324. ¿Con qué otro nombre conocemos la posición denominada semiprona?
a. Morestin   b. Decúbito supino
c. Fowler baja   d. Sims

325. ¿Con qué otro nombre conocemos la posición antitrendelenburg?
a. Supina   b. Dorsal
c. Morestin   d. Semiprona

326. Tipo de cama que utiliza un flujo continuo e intenso de aire que permite que el/la paciente permanezca en suspensión y evitar el contacto con cualquier accesorio de la cama:
a. de Roto-test   b. electrocircular
c. de Judet   d. de levitación

327. NO se corresponde con una cama utilizada en el hospital:
a. Cama libro
b. Cama electrocircular o de Judet
c. Cama de levitación
d. Cama articulada

328. Colchón más utilizado en hospitales
a. De muelles
b. Alternating
c. De agua
d. De agua y bolas de poliuretano

329. Las camillas en el hospital se usan para exploración y transporte. ¿Cuáles son las camillas más utilizadas?
a. Largas y estrechas
b. Rígidas y articuladas
c. Semirrígidas y de angulación
d. Rígidas y electrocirculares

330. El denominado colchón antiescaras es utilizado en clínica para evitar la aparición de úlceras por presión en los pacientes. También se llama:
a. de muelles   b. alternating
c. de látex   d. de espuma

331. Cantidad de agua que necesita el llamado 'colchón de agua'
a. 20 litros   b. 40 litros
c. 60 litros   d. 100 litros

332. Cuánta agua necesita el 'colchón de agua con bolas de poliuretano'
a. 10-12 litros   b. 40 litros
c. 60 litros   d. 80 litros

333. Cuando doblamos las esquinas de la sábana en forma de mitra o inglete estamos realizando el arreglo:
a. Cama cerrada   b. Cama abierta
c. Cama ocupada   d. Cama quirúrgica

334. Instrumento que utiliza el personal médico en las consultas o en los distintos servicios hospitalarios para visualizar radiografías:
a. Otoscopio   b. Oftalmoscopio
c. Espejo radiográfico d. Negatoscopio

335. Cuando se realiza el procedimiento de exploración física denominado percusión sobre una zona donde hay aire obtendremos un sonido:
a. Mate   b. Timpánico
c. Arrítmico   d. Difuso

336. La técnica diagnóstica que se realiza con el fin de registrar la actividad bioeléctrica del corazón recibe el nombre de:
a. Gammagrafía arterial   b. Ecodoppler
c. Electrocardiograma   d. Espirometría

337. Procedimiento realizado para drenar el líquido de la cavidad peritoneal:
a. Punción lumbar   b. Toracocentesis
c. Paracentesis   d. Punción cisternal

338. ¿En qué área anatómica se encuentra la cavidad peritoneal?
a. Abdomen b. Tórax
c. Zona acromio-clavicular d. Cerebro

339. El interior de las fosas nasales está tapizado por una capa de tejido:
a. Epitelial b. Conectivo
c. Cartilaginoso d. Conjuntivo

340. ¿Cuál de los cartílagos que forman las paredes de la laringe es el de mayor tamaño?
a. Cricoides b. Tiroides
c. Epiglotis d. Aritenoide

341. ¿Cuál de los cartílagos que forman las paredes de la laringe presenta una prominencia en la parte anterior del cuello denominado 'manzana o bocado de Adán'?
a. Tiroides b. Cricoides
c. Aritenoides d. Epiglotis

342. De los siguientes cartílagos que forman las paredes de la laringe, ¿cuál es impar y único?
a. Aritenoide b. Corniculado
c. Cuneiforme d. Cricoide

343. La laringe es un órgano del aparato respiratorio que se encuentra situado a nivel de las vértebras..
a. ...dorsales 3 y 5 b. ...cervicales 1 y 2
c. ...dorsales 1 y 2 d. ... cervicales 4 y 6

344. El órgano del aparato respiratorio que está formado por anillos cartilaginosos en forma de C se llama:
a. Faringe b. Tráquea
c. Laringe d. Pleura

345. Orificio situado en la cara mediastínica de cada pulmón que facilita la entrada y salida del bronquio, las arterias y venas pulmonares:
a. Alveolos pulmonares b. Parrilla costal
c. Pleura d. Hilio pulmonar

346. El flujómetro forma parte del equipo de administración de oxigenoterapia. También se conoce como:
a. Caudalímetro b. Manorreductor
c. Gafa nasal d. Humidificador

347. Dentro de la ventilación mecánica no invasiva, aquella que posibilita una presión positiva continua en las vías respiratorias sin utilizar un ventilador recibe el nombre de:
a. BIPAP b. CIPAP c. NIPSV d. PEEP

348. Nódulo aurículo-ventricular que recoge los potenciales procedentes de las aurículas:
a. Aschoff Tawara b. Purkinje
c. Keith Flack d. Haz de His

349. Fascículo de fibras situado en el corazón que va desde el nódulo aurículo-ventricular al tabique interventricular dividiéndose en dos ramas:
a. Fibras de Keith Flack
b. Fibras de Aschoff Tawara
c. Haz de His
d. Nódulo sino-auricular

350. Entramado de fibras que recorren las paredes de los ventrículos:
a. Fibras de Purkinje
b. Fibras endoteliales
c. Fibras de Keith Flack
d. Fibras de Aschoff Tawara

351. La enfermedadde Creutzfeldt-Jacob está producida por
a. Un virus
b. Una bacteria gram negativa
c. Un prión
d. Una bacteria gram negativa

352. Según el valor energético de los principios inmediatos, Valor de 1 gramo de hidratos de carbono en Kilocalorías:
a. 2 b. 4 c. 7 d. 9

353. La nueva 'Rueda de los alimentos' del del Ministerio de Sanidad está compuesta por:
a. 4 grupos b. 6 grupos c. 9 grupos

354. En la antigua 'Rueda de los alimentos' del programa EDALNU del Ministerio de Sanidad, el grupo 7 estaba compuesto por:
a. Leche y sus derivados
b. Carnes, pescado y huevos
c. Aceites, grasas vegetales y animales
d. Verduras y hortalizas

355. Las proteínas están formadas por aminoácidos; ¿cuál de los siguientes es aminoácido esencial?
a. Valina b. Serina c. Glisina d. Prolina

356. En la nueva 'Rueda de los alimentos' del del Ministerio de Sanidad el grupo VI es el de:
a. Plásticos (como alimentos de origen lácteo)
b. Plásticos (como hortalizas y verdudas)
c. Reguladores (como frutas)
d. Reguladores (como hortalizas y verduras)

357. La nueva 'Rueda de los alimentos' del Ministerio de Sanidad está compuesta por...:
a. Proteicos, Lipídicos y Aceites
b. Proteicos, Lipídicos y Reguladores
c. Energéticos, Plásticos y Reguladores
d. Energéticos, Lipídicos y Reguladores

358. Es aminoácido 'no esencial'
a. Leucina b. Isoleucina
c. Treonina d. Ácido glutámico

359. Energía que necesita el organismo para mantener sus funciones vitales en estado de absoluto reposo:
a. Metabolismo basal b. Metabolismo total
c. Nutrición total d. Alimentación básica

360. Según las unidades de energía utilizadas en nutrición, ¿cuántos kilojulios son 20 kilocalorías?
a. 72,1 kilojulios b. 65,3 kilojulios
c. 83,6 kilojulio d. 57,8 kilojulios

361. Tomando como referencia las unidades de energía utilizadas en nutrición, ¿cuántas calorías son 10 julios?
a. 2,39 calorías b. 18,25 calorías
c. 25,70 calorías d. 18,21 calorías

362. A la hora de confeccionar una dieta equilibrada el porcentaje aproximado de proteínas en un día sería:
a. 55% del total b. 30% del total
c. 15% del total d. 5% del total

363. A la hora de confeccionar una dieta equilibrada, el porcentaje aproximado de lípidos en un día sería:
a. 55% b. 30% c. 15% d. 5%

364. Es una heteroproteína:
a. Albúmina b. Globulina
c. Lipoproteína d. Fibrinógeno

365. ¿Cuál de las siguientes vitaminas es soluble a los lípidos?
a. A b. C c. B12 d. B2

366. Una las siguientes vitaminas hidrosolubles se conoce como 'tiamina'
a. B12 b. B9 c. B6 d. B1

367. ¿Cuál de las siguientes vitaminas liposolubles es el 'calciferol?
a. A b. D c. E d. K

368. El ácido linoleico es un ácido graso:
a. Saturado b. Altamente saturado
c. Poliinsaturado d. Parcialmente insaturado

369. Uno de los siguientes minerales forma parte de las hormonas tiroideas
a. Hierro b. Yodo c. Cloro d. Cobre

370. El bocio está relacionado con la deficiencia de un mineral en dieta::
a. Calcio b. Fósforo
c. Magnesio d. Yodo

371. Desde el punto de vista del objetivo que se persigue en la realización de un intervención quirúrgica, ¿cuál es la finalidad de la cirugía ablativa?
a. Extirpar una parte (órgano, tumor, etc.) enferma
b. Fortalecer zonas debilitadas
c. Determinar la causa de los síntomas
d. Aliviar los síntomas sin curar la enfermedad

372. Finalidad de una cirugía paliativa:
a. Determinar la causa de los síntomas
b. Aliviar los síntomas sin curar la enfermedad
c. Corregir deformidades
d. Resección de una parte enferma

373. Tenemos que clasificar el instrumental quirúrgico según su función. Colocaremos las tijeras de Metzenbaum como instrumental:
a. de talla o campo   b. de síntesis
c. de diéresis   d. de hemostasia

374. La dieta recomendada para los pacientes con hipertensión arterial es:
a. Dieta hiposódica   b. Dieta blanda
c. Dieta absoluta   d. Dieta hídrica

375. Para evitar la obstrucción de la sonda nasogástrica procuraremos:
a. Sondar al paciente cada vez que se proceda a alimentarlo
b. Lavar el interior de la sonda con agua antes y después de administrar el alimento
c. Retirar la sonda dos centímetros, después de cada administración de alimentos
d. Insuflar aire a presión a través de la sonda

376. A la hora de limpiar el instrumental clínico para enviarlo a la central de esterilización realizamos una:
a. Asepsia-antisepsia
b. Desinfección-esterilización
c. Limpieza-descontaminación
d. Loción-vaporización

377. Agentes básicos que se emplean en el procedimiento de limpieza del instrumental clínico:
a. Hipoclorito potásico y agua
b. Detergente y agua
c. Glutaraldehído
d. Ácido peracético

378. ¿Cuál de las fases de un ciclo de autoclave de prevacío se considera el tiempo real de esterilización?
a. Acondicionamiento de la carga
b. Meseta de esterilización
c. Desvaporización
d. Secado

379. ¿Cuál de los siguientes epígrafes no es una de las normas de aislamiento que se deben cumplir en la realización de un aislamiento estricto?
a. Usar mascaras, batas y guantes cuando se entre en la habitación
b. Mantener siempre la puerta cerrada
c. Utilizar vajillas desechables
d. Vacunar al paciente

380. De los cartílagos que forman la laringe, ¿cuál tiene la función de abrirse y cerrarse para evitar el paso de alimentos a la vía respiratoria?
a. Aritenoide   b. Cuneiforme
c. Epiglotis   d. Cricoide

381. Tenemos que recoger una muestra de heces para la realización de un estudio parasitológico. usaremos un:
a. Frasco estéril
b. Frasco normal de bioquímica
c. Un vaso limpio puede servir
d. Frasco para examen básico

382. Finalizada una intervención quirúrgica programada el/la auxiliar de enfermería recoge el instrumental y:
a. Lo manda directamente a la central de esterilización para su procesamiento
b. Lo limpia antes de enviarlo a esterilizar
c. Recoge una muestra para cultivo para comprobar la existencia o no de infección
d. Lo sumerge directamente en glutaraldehído y lo manda a esterilizar

383. Procedemos a la limpieza del instrumental clínico tras intervención quirúrgica, ¿qué haremos con el material que se ha seleccionado pero no se ha usado en dicha intervención?
a. Guardarlo porque es material estéril
b. Mandarlo a esterilizar sin lavarlo pues está limpio
c. Lavarlo como el material que se ha utilizado en la intervención y enviarlo a esterilización

384. Vamos a anotar en la gráfica del paciente las cifras de la frecuencia respiratoria usaremos bolígrafo de color:
a. Azul   b. Negro   c. Verde   d. Rojo

385. Vamos a anotar en la gráfica del paciente las cifras de la tensión arterial usamos bolígrafo de color:
a. Rojo   b. Negro   c. Azul   d. Verde

386. En el compartimento extracelular el catión más abundante es el:
a. Potasio   b. Sodio   c. Calcio   d. Magnesio

387. En el compartimento intracelular el catión más abundante es el:
a. Calcio   b. Cloro   c. Potasio   d. Sodio

388. En el espacio extracelular e intracelular nos encontramos cationes y aniones. ¿Cuál de los siguientes aniones es el más importante en el espacio extracelular?
a. Cloro   b. Sulfato   c. Fosfato   d. Proteína

389. A la hora de hacer un balance hídrico el medio principal de excreción de líquidos es:
a. Heces   b. Sudor
c. Transpiración   d. Orina

390. En la gráfica de un enfermo de la unidad de cuidados intensivos está anotado el resultado de una medición de la presión venosa central, la de la aurícula derecha. ¿Cuáles deberían ser sus valores normales?
a. 0 y 4 cm. de agua
b. 6 y 12 cm. de agua
c. 14-18 cm. de agua
d. 20 y 22 cm. de agua

391. Si en hoja de evolución clínica indica que al tomar la temperatura un paciente está 'apirético', significa que:
a. Tiene febrícula   b. Tiene fiebre continua
c. Está sin fiebre   d. Tiene fiebre alta

392. Se anota en la hoja de observaciones que un paciente presenta febrícula ya que su temperatura es de:
a. 36-37ºC   b. 37,1-37,9ºC
c. 38-38,4ºC   d. 38,5-39ºC

393. Consideramos que un paciente padece fiebre muy alta cuando presenta cifras de temperatura superiores a:
a. 38,4ºC   b. 40,5ºC   c. 39,5ºC   d. 38,9ºC

394. Si en la gráfica de constantes vitales observamos bruscos ascensos de la temperatura y descensos hasta la normalidad es un tipo de fiebre:
a. Remitente   b. En meseta
c. Recurrente   d. Intermitente

395. Alteración de la respiración en la que se observa una incapacidad de respirar o incremento en el esfuerzo en posición horizontal o acostado:
a. Eupnea   b. Ortopnea
c. Taquipnea   d. estertorosa

396. Las personas que padecen acidosis metabólica pueden presentar una respiración característica. ¿Cuál?
a. de Kussmaul   b. de Biot
c. de Cheyne-Stokes d. de Bouchut

397. Paciente ingresado en neumología con aumento de las secreciones bronquiales. Observamos que al respirar emite ruidos roncantes anormales:
a. Respiración de Biot
b. Respiración de Bouchut
c. Respiración estertorosa
d. Respiración de Cheyne-Stokes

398. 'Consentimiento informado'
a. documento de obligado cumplimiento para cualquier prueba que así considere el personal de enfermería
b. conformidad libre, voluntaria y consciente de un paciente ante una actuación que afecte a su salud, una vez recibida toda la información
c. conjunto de datos de carácter asistencial, en los que no interviene el paciente
d. documento emitido por el médico responsable al paciente en un centro sanitario

399. El paciente encamado cuando está en posición de decúbito lateral tiene tendencia a desarrollar úlceras en:
a. sacro   b. cadera   c. glúteos   d. nuca

400. Fases evolutivas del proceso de aparición de las úlceras por presión:
a. eritematosa, necrótica y escoriativa
b. eritematosa, escoriativa y necrótica
c. escoriativa, necrótica y eritematosa
d. la necrosis aparece sin lesiones previas

401. Complicación y causa más común de muerte en un 'gran quemado':
a. infección
b. hematuria
c. hipertermia
d. sibilancias

402. Tras alimentar a un paciente con sonda nasogástrica, el procedimiento es irrigar 30 ml. de agua, ¿para qué?
a. evitar la formación de costras, obstrucción de la sonda y reproducción de bacterias
b. hidratar al paciente
c. evitar que el alimento refluya por la sonda

403. Medios de aplicación de crioterapia clasificado como un medio sólido:
a. baños fríos
b. nieve carbónica
c. bolsa de hielo
d. sprays de vapor frío

404. ¿Qué vacuna está recomendada a todo el personal sanitario?
a. papiloma virus
b. meningitis C
c. hepatitis B
d. tuberculosis BCG

405. La Constitución establece que el Estatuto de los trabajadores se regulará por:
a. las organizaciones sindicales
b. acuerdo entre sindicatos y empresarios
c. ley
d. el defensor del pueblo

406. Ley de autonomía del paciente. Cuando se trate de procesos de hospitalización, ¿qué documento debe constar en la historia clínica?
a. informe de quirófano o de registro de parto
b. aplicación terapéutica de enfermería
c. informes de exploraciones complementarias
d. hoja de interconsulta

407. ¿Cómo se llama la restricción de actividad de una persona sana que ha estado expuesta al contacto de una enfermedad transmisible?
a. aislamiento
b. cuarentena
c. vigilancia
d. ingreso

408. ¿Qué material es imprescindible y debe formar parte del carro de reanimación cardiopulmonar?
a. cloruro potásico
b. gasas estériles
c. laringoscopio
d. sonda de sengstaken

409. Movilización de un paciente que sufre un traumatismo pélvico para cambiarle las sábanas:
a. en decúbito supino y luego en decúbito lateral derecho e izquierdo
b. en decúbito prono y luego en decúbito lateral derecho e izquierdo
c. en decúbito supino y luego levantando al paciente 'en plancha' entre varios profesionales
d. en decúbito lateral izquierdo y luego llevando a cabo rotación sacro ilíaca

410. Paciente inconsciente y con sospecha de posible parada cardiorrespiratoria. En qué orden actuar:
a. iniciar maniobras de resucitación cardiopulmonar (rcp): 2 insuflaciones y 30 compresiones. a continuación comprobar si hay cuerpos extraños en la vía aérea
b. colocar al paciente en decúbito lateral, comprobar pulso, respiración y medir la TA
c. comprobar que el paciente no responde, pedir ayuda e iniciar las maniobras de resucitación cardiopulmonar (rcp)
d. iniciar masaje cardiaco, pedir ayuda y comprobar si el paciente responde

411. Pupila anormalmente dilatada:
a. miosis
b. anisocoria
c. midriasis
d. isocoria

412. En una quemadura de grado II:
a. el aspecto de la piel es edematoso y con ampollas
b. el aspecto de la piel es eritematoso, con picor y dolor
c. existe lesión con escara

413. En la valoración de una úlcera por presión con la escala de Norton se obtiene una puntuación de 5, o sea:
a. estado general muy malo, estuporoso, encamado, inmovilizado, con incontinencia urinaria y fecal
b. estado general bueno, alerta, capaz de andar, con movilidad completa y sin incontinencia
c. estado general malo, apático, capaz de andar, ligera limitación a la movilidad y sin incontinencia
d. estado general bueno, alerta, en silla de ruedas, movilidad muy limitada y con incontinencia ocasional

414. Con respecto a la alimentación del enfermo terminal, la auxiliar de enfermería debe:
a. controlar que coma por lo menos la mitad de lo que lleva en la bandeja
b. obligarle a comer dentro del horario establecido en el hospital
c. dejarle que coma lo que quiera, cuando quiera y cuanto quiera
d. prohibir a la familia que le lleve comida

415. Protocolo de intervención para el tratamiento de una toxicomanía. Orden de intervención:
a. deshabituación, desintoxicación, rehabilitación y reinserción
b. desintoxicación, deshabituación, rehabilitación y reinserción
c. abordaje, desintoxicación, reinserción y rehabilitación
d. deshabituación, estimulación, desintoxicación y reinserción

416. ¿Cuánto tiempo medio transcurre después de la última ingesta alcohólica hasta que aparece el síndrome del delirium tremens en una persona diagnosticada como alcohólica?
a. entre 12 y 18 horas
b. en las primeras 24 horas
c. entre 2 y 3 días
d. a partir de una semana

417. Cualidad del glutaraldehído:
a. se utiliza en esterilización por inmersión durante 5 minutos
b. se utiliza para destruir bacterias, esporas, hongos y virus
c. se utiliza en solución al 20%
d. se utiliza en desinfección por inmersión durante 2 minutos

418. Agentes causales de las úlceras por presión:
a. presión, fricción y deslizamiento
b. humedad, edad avanzada y desnutrición
c. presión, obesidad y encamamiento
d. deshidratación, fricción y diabetes

419. La úlcera es de Grado I cuando:
a. la epidermis está intacta, aparece un eritema en la zona sometida a presión que desaparece al aliviar la presión
b. la dermis y la epidermis están afectadas, pueden aparecer ampollas o equimosis
c. la epidermis está intacta, pero existe un eritema de más de 15 mm. de diámetro, que no desaparece cuando se alivia la presión
d. existe afectación del músculo

420. La crioterapia está contraindicada:
a. para disminuir el dolor
b. cuando existan lesiones cutáneas
c. para bajar la temperatura corporal
d. ante inflamaciones

421. Se recomienda el tratamiento con aplicaciones de calor..
a. en heridas abiertas
b. en apendicitis
c. en pacientes que toman anticoagulantes
d. en neuralgias

422. Uno de los mecanismos de la termogénesis es:
a. la radiación
b. la producción hormonal
c. la transpiración de la piel
d. el paso del calor de un cuerpo a otro

423. El fármaco antihemético está indicado en un paciente con:
a. diarrea
b. tos
c. vómitos
d. estreñimiento

424. Complicación más frecuente de la nutrición enteral:
a. diarrea b. estreñimiento
c. insomnio d. neumonía por aspiración

425. Vitamina hidrosoluble
a. A b. B c. D d. K

426. Capacidad funcional residual es:
a. El volumen máximo que los pulmones pueden alcanzar tras un esfuerzo inspiratorio
b. La cantidad máxima de aire que podemos inspirar tras una espiración normal
c. La cantidad máxima de aire que una persona puede eliminar tras llenar los pulmones al máximo
d. La cantidad de aire que permanece en los pulmones tras una espiración normal

427. El antiséptico clorhesidina se usa como:
a. bacteriostático
b. yodoformo
c. ataque a las proteínas de las membranas celulares

428. Efecto terapéutico que produce la aplicación del frío sobre el organismo:
a. actúa como anestésico local
b. mejora la actividad metabólica
c. actúa como relajante muscular
d. actúa como vasodilatador

429. Rechazaremos material esterilizado:
a. cuando se comprueba en los registros que se ha alcanzado la presión, temperatura y tiempos estipulados
b. cuando los indicadores colorimétricos no han cambiado de color
c. cuando en los controles biológicos no se ha producido crecimiento en los medios de cultivo

430. Medidas de desinfección y de desparasitación que se llevan a cabo mientras dura la enfermedad:
a. finales b. concurrentes
c. necesarias d. obligatorias

431. Los glúcidos o hidratos de carbono según su estructura química son:
a. monosacáridos, derivados de ácidos grasos y esteroides
b. monosacáridos, polisacáridos y albúmina
c. lípidos, proteínas y vitaminas
d. monosacáridos, disacáridos y polisacáridos

432. Método de esterilización caracterizado por necesitar una temperatura más alta durante más tiempo:
a. vapor a presión
b. calor seco
c. vapor de baja temperatura
d. óxido de etileno

433. Dificultad respiratoria por un déficit de aporte de oxígeno:
a. apnea b. disnea
c. taquipnea d. asmática

434. En la dieta pobre en grasas se permite el consumo de:
a. embutidos b. nata
c. chocolate d. huevo cocido o en tortilla

435. En el autoclave de vapor existe una prueba denominada test de Bowie-Dick, ¿para qué se realiza?
a. para la limpieza del autoclave
b. para ver si el vapor cambia de color y está esterilizado
c. para demostrar la ausencia de aire o cualquier otro tipo de gases
d. para desinfectar el autoclave

436. Al realizar la higiene a un paciente y con el fin de prevenir la aparición de úlceras por presión:
a. utilizar jabones neutros, evitar la humedad y mantener la hidratación
b. dar masajes con colonia o alcohol de romero
c. mantener la piel húmeda
d. aplicar cremas mediante masajes en las prominencias óseas

437. Los métodos de desinfección son:
a. físicos, molares y cáusticos
b. de expansión, de situación y de composición
c. térmicos, físicos y químicos
d. lentos, rápidos y exprés

438. Se considera un inconveniente de los componentes yodados su:
a. corto periodo de caducidad
b. facilidad para evaporarse
c. inactividad frente a la materia orgánica
d. su dificultad de conservación

439. Ante una política de prevención de las infecciones nosocomiales qué medida es de eficacia probada:
a. aislamiento
b. información sanitaria
c. utilización de luz ultravioleta
d. lavado de manos

440. Indique el orden de los elementos de la cadena epidemiológica:
a. huésped, mecanismo de transmisión, fuente de infección
b. fuente de infección, huésped, mecanismo de transmisión
c. fuente de infección, mecanismo de transmisión, huésped
d. mecanismo de transmisión, fuente de infección, huésped

441. Indique el número de respiraciones por minuto que se considera normal en el recién nacido:
a. de 30 a 40 b. de 19 a 25
c. de 12 a 18 d. de 6 a 10

442. A un paciente con disentería, ¿qué tipo de aislamiento se le debe aplicar?
a. estricto b. respiratorio
c. protector d. entérico

443. 'Infestación:
a. entrada de varios tipos de microorganismos en el huésped
b. infección que abarca a gran cantidad de población
c. contaminación por gérmenes
d. entrada en el huésped de protozoos

444. ¿Qué dispositivo hay que utilizar para administrar concentraciones altas de oxígeno en una persona adulta con problemas respiratorios?
a. mascarilla b. gafas nasales
c. sonda nasal d. tienda hiperbólica de O2

445. Según la norma para el tratamiento de residuos sanitarios, los envases de color azul se utilizan para recoger:
a. jeringas con citotóxicos
b. material de venopunción
c. gasas y compresas de VIH
d. guantes tras cirugía general

446. La saturación de oxígeno es un parámetro que se puede medir de manera sencilla, no traumática, mediante:
a. pulsímetro b. dedil
c. pulsioxímetro d. caudalímetro

447. Un medicamento viene etiquetado con el símbolo de termolábil:
a. es sensible a la luz
b. es para bajar la temperatura
c. hay que guardar en frigorífico y mantener la cadena del frío
d. es dispensado con receta médica

448. La oxigenoterapia está indicada como terapia de elección en caso de:
a. anemia b. talasemia
c. hipoxemia d. bacteriemia

449. Para limpiar un cordón umbilical:
a. betadine b. mercromina
c. agua y jabón d. polvos de azol

450. Efecto terapéutico del calor local:
a. disminuye los exudados de las heridas
b. actúa como vasoconstrictor
c. actúa como relajante muscular
d. baja la temperatura de la zona de aplicación

451. Primer alimento complementario a la lactancia, que se introduce en el bebé sano:
a. cereales con gluten b. verdura
c. fruta d. huevo

452. ¿Cuándo se aplican 'precauciones estándares' en atención sanitaria?
a. depende del diagnóstico que tenga el paciente
b. en función del tipo de cuidado que requiera el paciente
c. en todos los pacientes sin importar el diagnóstico o nivel presumible de infección
d. en función del tipo de infección

453. Preside el Consejo Interterritorial del sistema nacional de salud:
a. el ministro de sanidad y consumo
b. el presidente del gobierno
c. el consejero competente en sanidad
d. el presidente del congreso

454. ¿A cuántas microgotas equivale un mililitro en un sistema de microgotero?
a. 20   b. 30   c. 50   d. 60

455. ¿Qué factores fisiológicos modifican la acción de los fármacos?
a. interacciones de otros fármacos
b. sexo, edad, peso, temperatura
c. toxicidad de los fármacos
d. depende de la vía de administración

456. Instrucciones proporcionaremos para enseñar a un paciente a deambular con la ayuda de un andador:
a. desplazará el lado derecho del andador y el pie izquierdo simultáneamente
b. el andador es de uso exclusivo en la sala de fisioterapia
c. desplazará el lado izquierdo del andador y el pie izquierdo simultáneamente
d. nunca salir y caminar con el andador por la calle sin ayuda

457. En la preparación del material para recoger muestra de hemocultivo, es necesario:
a. un único frasco
b. dos frascos diferentes, una para microorganismos aerobios y otro para microorganismos anaerobios
c. tres frascos en condiciones de asepsia
d. tres frascos con diferentes medios de cultivo

458. Qué muestra puede mantenerse a temperatura ambiente o a 37°C hasta ser procesada en laboratorio:
a. esputo   b. líquido cefalorraquídeo
c. heces   d. exudado vaginal

459. Las bolsas de recogida de orina están incluidas ¿en qué grupo o tipo de la clasificación de residuos?
a. I   b. II   c. III   d. IV

460. En una persona con sospecha de ser diabético, ¿cómo se denomina un volumen de orina eliminado superior a 2.500 ml./día?
a. oliuria   b. polaquiuria
c. poliuria   d. retención urinaria

461. La irrigación por colostomía puede estar contraindicada en:
a. ancianos
b. pacientes con estreñimiento
c. pacientes que reciben radioterapia
d. pacientes con incontinencia fecal

462. El prolapso es una complicación de un estoma y consiste en:
a. el humedecimiento del repliegue del intestino hacia la cavidad abdominal
b. la estrechez de la luz del estoma
c. la aparición de pequeñas masas carnosas en la mucosa del estoma
d. la salida del repliegue del intestino hacia la superficie cutánea a través del orificio

463. Se considera que un adulto tiene bradicardia cuando su frecuencia cardiaca es de: (latidos/min)
a. 35-55   b. 60-80   c. 81-90   d. 91-110

464. Precauciones que se deben tomar en el aseo a un paciente encamado:
a. respetar su intimidad
b. desconectar sondas, sueros y drenajes
c. la temperatura del agua será estable sin tener en cuenta la opinión del paciente
d. se realizará siempre en la cama aunque el paciente sea independiente

465. Posición para realizar una exploración del aparato genital a una mujer:
a. litotomía   b. decúbito supino
c. decúbito prono   d. genupectoral

466. La leche materna a los 10-14 días después del parto se denomina:
a. calostro   b. leche lactogénica
c. leche madura   d. leche oxitócica

467. El enema de limpieza debe administrarse antes de:
a. un enema medicamentoso
b. un enema opaco
c. un enema de retención
d. un enema oleoso

468. ¿Qué tipo de instrumental médico-quirúrgico se utiliza en la diéresis?
a. pinzas de cangrejo   b. pinzas de Doyen
c. tijeras   d. aguja de Reverdin

469. Las personas con dificultades respiratorias suelen sentarse e inclinarse hacia delante para mejorar su situación, ¿Qué postura que adoptan?
a. ortopneica   b. apneica
c. aqua-k   d. decúbito prono

470. Según el artículo 148 de la constitución, las comunidades autónomas podrán asumir competencias en:
a. sanidad exterior
b. legislación sobre productos farmacéuticos
c. legislación básica y régimen económico de la seguridad social
d. sanidad e higiene

471. Drenaje con mecanismo cerrado y de vacío para evacuar líquidos:
a. tubo   b. penrose   c. redón   d. tejadillo

472. Requisito imprescindible en la preparación de un paciente que va a ser sometido a intervención quirúrgica:
a. llevar dentadura postiza
b. llevar uñas pintadas
c. identificar al paciente
d. colocarle siempre en posición lateral

473. Un paciente inconsciente presenta un vómito:
a. colocarle en decúbito lateral o girar la cabeza a un lado
b. preparar el aspirador con una sonda yankauer
c. poner un empapador
d. darle a oler alcohol para que le pasen las náuseas

474. Marcha 'oscilante':
a. la utilizada por personas con parálisis de piernas y caderas
b. la marcha que alterna el movimiento de una y otra muleta
c. la marcha que también es conocida por 'marcha de tres puntos'
d. la marcha que adopta la posición de trípode

475. En qué posición colocaría al paciente para realizarle punción lumbar:
a. decúbito supino con piernas flexionadas
b. posición de Sims
c. decúbito lateral con las piernas flexionadas en posición fetal
d. decúbito prono con las piernas flexionadas

476. Drenaje simple o 'pasivo'
a. redon   b. pleur-evac   c. buleau   d. tejadillo

477. Posición correcta para realizar la higiene bucal en paciente inconsciente:
a. de Fowler
b. decúbito supino con la almohada puesta
c. semisentado
d. decúbito lateral sin almohada

478. ¿Qué puntos de presión de mayor riesgo de erosión de piel mantiene un paciente que se encuentra en la posición de Fowler?
a. parte posterior de la cabeza, escápula y sacro
b. trocánter mayor, cadera y maléolo
c. sacro, tuberosidad isquiática y talones
d. apófisis acromial, rodilla y dedos de los pies

479. El paciente encamado cuando permanece mucho tiempo en decúbito supino, tiene tendencia a desarrollar úlceras por presión. ¿Dónde?
a. cresta iliaca   b. mentón
c. sacro   d. rodillas o cóndilos

480. Es un derecho del paciente:
a. respetar la integridad física de los profesionales sanitarios
b. acudir a las visitas médicas
c. cuidar las instalaciones sanitarias
d. recibir información sobre su proceso

481. Necesidades nutricionales de una joven adolescente sana de 14 años:
a. 1.200 calorías
b. 1.500 calorías
c. 2.500 calorías
d. 3.200 calorías

482. Para levantar a un paciente de 55 kg. tras un largo periodo de tiempo en la cama, y sentarlo en un sillón:
a. utilizar la grúa
b. levantarlo en bandeja entre cuatro personas
c. sentarle en el lateral de la cama e inmediatamente colocarlo en el sillón para que no se caiga
d. sentarle en el borde de la cama con sus piernas entre las nuestras y asegurarse de que no se marea antes de moverlo

483. Autora que define el cuidado como un acto individual, dado por uno mismo, en el momento en el que se adquiere la autonomía necesaria:
a. MF. Colliére
b. V. Henderson
c. M. Durán
d. C. Roy

484. Señale las 5 fases ante la muerte, según la siquiatra E. Kübler-Ross:
a. diagnóstico, pronóstico incierto, tratamiento paliativo y fase premortem
b. diagnóstico terminal, depresión, tratamiento definitivo y aceptación
c. negación, enfado, negociación, depresión y aceptación
d. negociación, pronóstico incierto, tratamiento paliativo y aceptación

485. Es propia de atención especializada
a. realización de programas establecidos para la zona básica de salud
b. atención a la salud buco-dental
c. puesta en marcha de programas específicos para grupos de población
d. hospitalización en régimen de internamiento

486. Al realizar la higiene normal de la cara en un paciente inmovilizado, cómo se limpiarán los ojos:
a. Desde la zona interna hacia la externa
b. Desde la zona externa hacia la interna
c. De arriba abajo

487. Estatuto marco del personal estatutario. En situación de incapacidad temporal se halla en situación de:
a. servicio activo
b. servicios especiales
c. suspensión de funciones
d. excedencia forzosa

488. Algunos hospitales han incorporado un método de cuidado del recién nacido prematuro centrado en la familia, donde los padres son el mayor proveedor de cuidados para sus bebés. Este método favorece el desarrollo armónico y disminuye el nivel de estrés en niños y padres en el periodo de hospitalización. Se llama:
a. canguro
b. monitorización
c. penfingo
d. Ritter

489. Para prevenir la transmisión de las conjuntivitis infecciosas, ¿qué acción se considera la mejor y más sencilla?
a. el aislamiento
b. el lavado de manos
c. la profilaxis antibiótica
d. el uso de suero glucosado

490. Es un dato de filiación del paciente:
a. los antecedentes familiares
b. las medicaciones crónicas
c. la fecha de nacimiento
d. los factores de riesgo

491. Un niño ingresa en el hospital. El equipo que le atiende debe asumir que existe un proceso de adaptación en el que se distinguen cuatro fases:
a. fase de sumisión, de protesta, de afirmación y de adaptación
b. fase de sumisión, de desesperación, de negación y de adaptación
c. fase de protesta, de desesperación, de negación y de adaptación
d. fase de protesta, de afirmación, de desesperación y de adaptación

492. La ley reguladora de la autonomía del paciente establece que se otorgará el consentimiento por representación cuando:
a. el paciente no esté incapacitado legalmente
b. el paciente menor de edad no sea capaz intelectual ni emocionalmente de comprender el alcance de la intervención
c. se trate de pacientes mayores de 65 años
d. el paciente sea capaz de tomar decisiones

493. 'Prevención de peligros en la vida, funcionamiento y bienestar humano', es el enunciado de un concepto dentro del modelo de autocuidado
a. una necesidad humana
b. una actitud relativa de cuidados
c. un requisito universal
d. un supuesto parcial de intervención

494. El término 'holístico' al aplicar cuidados en el marco de las profesiones de enfermería se refiere a:
a. del griego 'honia' que significa al servicio
b. los seres humanos como un todo unificado
c. acciones terapéuticas activas
d. lo relacionado con el aire y el agua

495. Transmisión de enfermedades infecciosas a través de organismos vivos:
a. transmisión por fómites
b. transmisión directa
c. transmisión por vectores
d. ninguna de las anteriores es correcta

496. Presencia de parásitos en el organismo humano:
a. infestación
b. enfermedad infecciosa
c. infección
d. ninguna es correcta

497. Cadena epidemiológica de las enfermedades infecciosas:
a. virus, bacterias y hongos
b. fuente de infección y reservorio
c. virus, bacterias y hombres portadores
d. fuente de infección, el huésped y el mecanismo de transmisión

498. ¿Qué son los fómites?
a. unos virus bastante letales
b. objetos contaminados por microorganismos que transmiten infecciones
c. insectos que transmiten enfermedades infecciosas
d. un tipo de hongos

499. Fuente de infección puede ser:
a. hombre enfermo
b. animal enfermo
c. hombre portador
d. Los tres

500. Periodo de síntomas inespecíficos en una enfermedad:
a. periodo de prodomos
b. periodo de estado ó clínico
c. periodo de incubación
d. periodo de convalecencia

501. Las enfermedades, según su evolución pueden ser:
a. agudas y locales   b. sistémicas y crónicas
c. agudas y crónicas   d. locales y generales

502. Cuando hablamos de métodos psíquicos como desinfectantes... ¿a qué nos referimos?
a. mosquiteras   b. repelentes o ahuyentadores
c. mayas   d. todas son correctas

503. Una micosis está producida por:
a. virus   b. parásitos   c. hongos   d. bacterias

504. Es método de desrratización pasiva:
a. venenos   b. anticoagulantes
c. trampas   d. telas metálicas

505. La tuberculosis se contagia vía:
a. contacto sexual   b. aérea
c. fómites   d. agua y alimentos

506. La pediculosis es producida por:
a. piojos   b. virus
c. bacterias   d. hongos

507. 'Prevención secundaria:
a. evitar que aparezca la enfermedad
b. reintegrar al paciente a la sociedad
c. el diagnóstico precoz
d. evitar las complicaciones

508. Enfermedad de transmisión sexual:
a. gonorrea   b. sífilis
c. VIH   d. Las tres

509. 'Enfermedad orgánica' afecta a:
a. un órgano de un sistema
b. todo el organismo
c. el sistema inmunológico
d. el órgano sexual

510. Con respecto a la morfología de las bacterias, es FALSO que puedan ser:
a. virus   b. bacilos   c. cocos   d. espirilos

511. El contagio directo en una enfermedad infecciosa se da a través de:
a. gotas de pflugee
b. agua o excrementos
c. relaciones sexuales
d. objetos contaminados

512. ¿A qué denominamos 'reservorio'?
a. a un agente infeccioso
b. a una persona portadora, pero sin síntomas
c. a una persona enferma
d. al lugar en que los gérmenes patógenos viven y se multiplican

513. Principal síntoma de pediculosis:
a. escozor   b. inflamación
c. dolor   d. prurito

514. Respecto a las zoonosis es FALSO:
a. algunas pueden ser consideradas enfermedades profesionales
b. son infecciones transmitidas de animal a hombre
c. la brucelosis es un ejemplo típico
d. se pueden transmitir entre personas

515. El puerperio puede dividirse en:
a. Puerperio inmediato: abarca hasta las 6 horas tras el parto
b. Puerperio precoz: desde las 6 hasta las 72 horas (3 días) tras el parto
c. Puerperio tardío: desde las 72 horas hasta la recuperación, que tiene un promedio estadístico de 37 días
d. Todas son correctas

516. 'Vector' de la cadena de infección:
a. microorganismo que causa la infección
b. lugar donde crece el microorganismo
c. portador no humano que transmite el microorganismo
d. la puerta de entrada del microorganismo

517. ¿A cuántas Kilocalorías equivale 1 gramo de grasa?
a. 4   b. 5   c. 7   d. 9

518. El autoclave esteriliza..
a. Por métodos químicos
b. Sus características, que le diferencian de otros métodos de esterilización, son la economía, seguridad y lentitud
c. Por calor húmedo
d. Todas las anteriores son incorrectas

519. Dentro de los métodos de esterilización por calor seco, destacan...
a. El óxido de etileno y el autoclave
b. Las cabinas de flujo laminar
c. La incineración y la estufa Poupinel
d. El formaldehido y la acetona

520. NO se produce la absorción del medicamento por:
a. Vía rectal   b. Vía vaginal
c. Vía oral   d. Vía intravenosa

521. En cuanto al baño caliente:
a. Es una aplicación tibia y seca
b. Alivia la rigidez muscular
c. Es vasoconstrictor
d. Todas las anteriores son falsas

522. Se usa sonda de Levin en sondaje:
a. vesical   b. rectal
c. nasogástrico   d. para gastrostomía

523. Centro regulador de la temperatura:
a. La hipófisis   b. El hipotálamo
c. La pineal   d. La parótida

524. ¿A cuántas Kilocalorías equivale 1 gramo de proteínas?
a. 9   b. 3   c. 5   d. 4

525. En la intoxicación por cáusticos está contraindicado...
a. La colocación del SNG
b. La administración de leche
c. La inducción del vómito
d. Son ciertas las respuestas a y c

526. La intoxicación por insecticidas organofosforados se puede producir por...
a. Ingestión   b. Inhalación
c. Absorción percutánea   d. Todas ciertas

527. La puesta en marcha de una serie de actividades de un programa, nos remite a la fase de...
a. Planificación   b. Diagnóstico
c. Elaboración   d. Ejecución

528. ¿A cuántas Kilocalorías equivale 1 gramo de hidratos de carbono?
a. 4   b. 7   c. 9   d. 3

529. ¿Qué NO es cierto en relación con el lavado de genitales externos masculinos?
a. Se debe proporcionar intimidad al paciente
b. Se deben colocar guantes
c. El lavado se inicia desde el ano hacia el pubis
d. El glande se limpia deslizando el prepucio hacia atrás

530. En el cuidado de las uñas...
a. Las uñas de las manos se cortarán ovaladas y en los pies rectas
b. Las uñas de las manos se cortarán rectas y en los pies ovaladas
c. Ambas se cortarán rectas
d. Ambas se cortarán ovaladas

531. Para realizar el baño en la cama, la temperatura de la habitación debe estar entre...
a. 30-36°   b. 12-15°   c. 20-24°

532. Respecto al lavado de los ojos:
a. Lavarlos del lagrimal hacia fuera
b. Utilizar una solución desinfectante
c. Lavarlos después del resto de la cara
d. Hay que limpiarlos en seco

533. "Paciente erguido, con los miembros inferiores y superiores pegados al cuerpo y las palmas de las manos mirando al frente". Esta posición corporal recibe el nombre de...
a. Decúbito supino   b. Decúbito prono
c. Anatómica   d. Ninguna es correcta

534. ¿En cuántos grupos se distribuyen los productos sanitarios?
a. 18   b. 19   c. 10   d. 17

535. ¿Qué NO es cierto en relación a las direcciones de los movimientos?
a. Abducción: alejamiento del plano medio
b. Aducción: acercamiento al plano medio
c. Rotación: movimiento de giro sobre un eje
d. Eversión: cambio de dirección hacia dentro

536. Las muletas de Lofstrand o muletas de antebrazo...
a. Tienen superficies forradas o acolchadas y se emplean en pacientes que no pueden soportar la descarga del peso corporal sobre sus muñecas
b. Son de uso habitual y se emplean en enyesados de miembros inferiores o esguinces; es preciso para utilizarlas tener fuerza en la parte superior del cuerpo y en las extremidades superiores
c. Constan de un anillo que se adapta al antebrazo y una asidera para apoyarse, y se emplean cuando el individuo no tiene fuerza en la parte inferior del cuerpo. Se utilizan en pacientes parapléjicos
d. Ninguna de las anteriores

537. En la técnica para el uso de muletas, en el apoyo sobre tres puntos, el paciente debe avanzar primero:
a. La muleta derecha y la pierna afectada
b. La muleta izquierda y la pierna afectada
c. Ambas muletas y la pierna afectada
d. Ambas muletas y la pierna sana

538. En relación con la administración de los enemas terapéuticos es FALSO
a. Consisten en introducir una solución medicamentosa por recto, reteniendo por un período de tiempo para facilitar su absorción, con un mínimo de 30 minutos
b. Se coloca al paciente en posición de Sims, lubrica y se introduce la sonda unos 15 cm
c. Se insufla el balón de la sonda aproximadamente 15-20 c.c. de aire
d. Se administra lentamente la solución, situando el irrigador por debajo del nivel de cama

539. Respecto a las precauciones que hay que tomar al administrar un enema, es FALSO
a. Se empleará con precaución en pacientes cardíacos, por provocar reflejo vagal
b. Ante cualquier incidencia (dolor, hemorragia), se suspenderá su administración
c. No se forzará la entrada de la sonda ni de la solución a administrar y no se debe sobrepasar la administración de tres enemas seguidos
d. Ninguna de las anteriores es falsa

540. Presión que "consiste en la medida de la presión media de la aurícula derecha, por medio de una columna de agua que fluye desde una presión superior a una presión inferior, hasta que las fuerzas se igualan"
a. Arterial sistólica
b. Venosa central
c. Arterial diastólica
d. Ninguna de las tres

541. "Un tubo plástico flexible, de unos 25cm de longitud, con punta redondeada y varios orificios en los últimos 3 cm del tubo". Esta definición corresponde a...
a. La sonda nasal o catéter orofaríngeo
b. Cánula nasal o gafas nasales
c. Mascarilla
d. Ninguna de las anteriores es correcta

542. En la tienda de oxígeno, manteniendo un flujo de 15 litros por minuto, se obtienen concentraciones de oxígeno de:
a. 20-30%   b. 30-40%
c. 50-60%   d. 40-50%

543. ¿Qué es falso en relación a los medicamentos?
a. Se definen como la sustancia material que, administrada al organismo y en virtud de una serie de acciones biofísicas o bioquímicas, es capaz de prevenir, corregir o curar una enfermedad
b. Se componen de un principio activo y de un excipiente
c. Que el excipiente es el responsable de la acción farmacológica del medicamento
d. El placebo es un agente con forma farmacéutica como los medicamentos, pero sin principio activo

544. ¿Cuál de los siguientes términos NO corresponde a un tipo de papila de la lengua?
a. Filiformes   b. Fungiformes
c. Pediformes   d. Calciformes

545. El consentimiento informado será escrito...
a. En caso de intervención quirúrgica
b. En caso de procedimiento diagnóstico
c. En caso de aplicación de procedimientos que suponen riesgos sobre la salud
d. Todas las anteriores son ciertas

546. Los centros sanitarios tienen la obligación de conservar la documentación clínica desde la fecha del alta de cada proceso asistencial hasta (años):
a. 1   b. 5   c. 7   d. 10

547. En la limpieza de los ojos, ésta se debe hacer hacia el ángulo...
a. interno de los ojos, en sentido horizontal
b. interno de los ojos, en sentido vertical
c. externo de los ojos, en sentido horizontal
d. externo de los ojos, en sentido vertical

548. El centro regulador de la respiración se encuentra en...
a. El hipotálamo
b. La hipófisis
c. El bulbo raquídeo
d. Ninguna de las anteriores es correcta

549. ¿Cuál es INcorrecto?
a. Taquipnea es el aumento de la frecuencia respiratoria
b. Bradipnea es la disminución de la frecuencia respiratoria
c. Disnea es la sensación de dificultad respiratoria
d. Apnea es la respiración normal

550. "Respiración profunda y rítmica con pausas", que es una respiración acidótica"
a. Respiración de Kussmaul
b. Respiración de Biot
c. Respiración torácica
d. Respiración de Cheine-Stockes

551. En la campana de oxígeno, si se administra un flujo de oxígeno de 5 litros por minuto, se obtiene una concentración del...
a. 30%   b. 40%   c. 45%   d. 50%

552. ¿Qué NO es cierto sobre los fármacos?
a. Los fármacos inotrópicos disminuyen la actividad cardíaca
b. Los fármacos simpaticolíticos bloquean la acción de los receptores adrenérgicos
c. Los fármacos simpaticomiméticos estimulan los receptores adrenérgicos, como la adrenalina, noradrenalina
d. Los fármacos antieméticos disminuyen o eliminan el vómito

553. Sobre los baños y las duchas:
a. La cura de Kneipp consiste en baños y lociones de agua fría y paseos por sitios húmedos con los pies descalzos
b. Los baños de contraste consisten en la aplicación de forma alternativa de agua fría (10ª 18º) y caliente (38 a 43º), 3 minutos en tanque de agua caliente y 2 minutos en tanque agua fría, hasta un total de 20 minutos
c. La talaxoterapia consiste en utilizar los baños de mar con fines terapéuticos
d. Todas las anteriores son correctas

554. Las microvellosidades están en:
a. En el recto
b. En el colón
c. En el intestino delgado
d. Ninguna de las anteriores es correcta

555. Las criptas de Morgagni son
a. depresiones mucosas, dispuestas entre las columnas de Morgagni
b. pequeñas prominencias, correspondientes a la base de la columna de Morgagni
c. 3 repliegues semilunares
d. Ninguna de las anteriores es correcta

556. ¿Qué es falso sobre los fermentos digestivos del jugo pancreático?
a. La lipasa transforma las grasas en ácidos grasos y glicerina
b. La amilasa actúa sobre las proteínas
c. La quimotripsina-Tripsina transforma el almidón en maltosa
d. Son falsas las respuestas B y C

557. Dieta en que se deben evitar los alimentos ricos en leche, cacao, chocolate, nueces y vísceras animales?
a. Dieta baja en residuos
b. Dieta laxante
c. Dieta astringente
d. Dieta baja en calcio y fósforo

558. Los ordenadores sólo son capaces de manejar señales…
a. Analógicas   b. Digitales
c. Discretas   d. Simbólicas

559. Incumplir la obligación de atender los servicios esenciales establecidos en caso de huelga, es falta…
a. Muy leve   b. Leve
c. Grave   d. Muy grave

560. El traslado forzoso sólo podrá imponerse como consecuencia de…
a. Faltas leves
b. Faltas graves
c. Faltas muy graves
d. Son ciertas las respuestas b y c

561. Parte de la piel sin vasos sanguíneos ni terminaciones nerviosas
a. Epidermis   b. Dermis
c. Hipodermis   d. Subcutánea

562. De las siguientes lesiones de piel, se considera 'primaria':
a. Úlcera b. Escama c. Costra d. Pápula

563. De las siguientes lesiones de piel, se considera 'secundaria':
a. Mácula purpúrea   b. Nódulo
c. Erosión   d. Vesícula

564. Los representantes de los trabajadores con funciones específicas en materia de prevención de riesgos laborales se denominan…
a. Delegados de Personal
b. Delegados de Prevención
c. Comité de Empresa
d. Comité de Seguridad y Salud

565. La nutrición enteral…
a. Es el aporte de alimentos digeridos, bien por vía oral o a través de un abordaje en algunos de los tramos del tubo digestivo
b. Es de menor coste, con menos complicaciones mayores (sépticas) y con mejor respuesta del aparato digestivo que la nutrición parenteral
c. Es preferible a la vía parenteral
d. Todas las anteriores son correctas

566. Oligoelementos son:
a. las proteínas
b. los hidratos de carbono
c. elementos como el zinc, cobre, cromo y manganeso
d. las vitaminas

567. El calostro…
a. Es de color amarillento y espeso
b. Contiene más proteínas, vitaminas y sales minerales que la leche definitiva
c. El contenido en grasas e hidratos de carbono es menor que en la leche definitiva
d. Todas las anteriores son correctas

568. Ante un derrame de medicamentos citostáticos:
a. Utilización del equipo de protección individual (adaptador buco-nasal, gafas protectoras y guantes impermeables)
b. Si el derrame es líquido, absorber el vertido mediante toallas o gasas. Si el derrame es sólido cubrirlo o humedecerlo, retirarlo y limpiar con gasas absorbentes humedecidas
c. Dejar los restos contaminados en un contenedor de residuos. Limpiar las zonas contaminadas tres veces con alcohol o con detergente y agua
d. Todas las anteriores son correctas

569. Puede causar irritación local sobre ojos y piel, cataratas, efectos cancerígenos, mutagénicos y teratogénicos:
a. formaldehido   b. glutaraldehido
c. óxido de etileno   d. Ninguno de los tres

570. Administración de una medicación en el intertrigo. Se usará vía:
a. Oral   b. Intravenosa
c. Rectal   d. Tópica

571. La PCO2 indica la presencia en sangre arterial de co2 disuelto. ¿el valor normal oscila entre:
a. 35 y 55 mmHg   b. 25 y 35 mmHg
c. 35 y 45 mmHg   d. 35 y 65 mmHg

572. Los materiales de tela impregnados de fluidos corporales son Residuos:
a. Tipo II   b. Tipo I
c. Infecciosos   d. Líquidos

573. ¿Qué concentración de oxígeno se aporta con la administración de O2 mediante gafas nasales?
a. Menor del 40%   b. Menor del 10%
c. 60%   d. Superior al 40%

574. En el anciano, la disminución de la actividad física y de la intensidad de su metabolismo reduce el número de calorías necesarias para mantener el peso normal, por lo que:
a. La ingestión de proteínas debe permanecer sin cambios en el anciano
b. No necesita hidratos de carbono complejos
c. Su dieta ha de ser alta en sodio
d. Los hidratos de carbono no deben aportar más del 40% de sus calorías diarias

575. Para baños de asiento caliente:
a. Como máximo 36ºC   b. Más de 46ºC
c. Entre 36ºC a 38ºC   d. Entre 40ºC a 46ºC

576. ¿Qué factor externo degrada más a los medicamentos?
a. El calor más que la humedad
b. La humedad más que el calor
c. No afecta ningún factor externo a los medicamentos
d. El calor no afecta a los medicamentos

577. La nutrición por sonda nasoentérica se debe iniciar:
a. Después de la toma de medicación
b. En presencia del facultativo
c. Cada cambio de turno
d. Con peristaltismo positivo y con buen drenaje gástrico

578. Al hacer el balance hídrico, el agua endógena se valora como..
a. ingreso de ingesta oral (aprox.1500 cc/día)
b. egreso, pérdida de orina (600 a 2000 cc/día)
c. ingreso por metabolismo de los principio inmediatos y lisis de los tejidos (7-11 cc/Kg/día)
d. egreso por pérdidas insensibles (15 cc/Kg/día)

579. En relación a la mascarilla con efecto venturi, señale la INcorrecta:
a. Dificulta la ingesta por boca
b. Facilita el habla del enfermo
c. Es el dispositivo estándar, como sistema de alto flujo
d. Puede provocar sensación de claustrofobia

580. El contenido calórico de una dieta hipercalórica es alrededor de
a. 2.000 Kcal/día   b. 2.500 Kcal/día
c. 4.000 Kcal/día   d. 3.000 Kcal/día

581. Según la Ley 16/2003, de cohesión y calidad del sistema nacional de salud, el real decreto por el que se establecen los criterios marco para garantizar un tiempo máximo de acceso a las prestaciones del sistema nacional de salud se acuerda en el seno de:
a. El Ministerio de Sanidad
b. Cada Comunidad Autónoma
c. El Consejo de Gobierno
d. El Consejo Interterritorial:

582. La esterilización por medio de aire caliente se aplica para:
a. Vendas, textiles
b. Aceites libres de agua y grasas, ceras, parafinas, petrolatun
c. Caucho
d. Productos sanitarios ópticos sensibles:

583. Kalish dividió las necesidades fisiológica de la pirámide de Maslow en necesidades de:
a. Protección y Seguridad
b. Supervivencia y Estimulación
c. Estimulación y Cercanía
d. Protección y Amor

584. ¿Qué es una dieta terapéutica?
a. Es la administración razonada y adaptada al estado del enfermo de determinados alimentos, con el fin de obtener una curación o mejoría de su enfermedad
b. Es la alimentación que no necesita ninguna modificación y proporciona a la persona todos los componentes básicos de la nutrición
c. Es la alimentación adaptada al lactante
d. En algunos hospitales se llama dieta basal

585. El enema carminativo o lavativa de Harris se administra para:
a. Suavizar y ablandar la mucosa del colon
b. Eliminar parásitos intestinales
c. Eliminar la flatulencia
d. Limpiar el colon y el recto de materia fecal

586. ¿Qué distribución de nutrientes se aconseja en el aporte diario?
a. Hidratos de Carbono 55-60%, Proteínas 10-15% y Lípidos 30-35%
b. Hidratos de Carbono 40-45%, Proteínas 35% y Lípidos 20-25%
c. Hidratos de Carbono 30%, Proteínas 40% y Lípidos 30%
d. Hidratos de Carbono 50%, Proteínas 25% y Lípidos 25%

587. ¿La carencia de qué vitamina, produce raquitismo en los lactantes?
a. Vitamina A
b. Vitamina B
c. Vitamina C
d. Vitamina D

588. Posición para realizar los cuidados orales a un paciente inconsciente:
a. Sims
b. Decúbito Lateral
c. Fowler
d. Decúbito Supino

589. En la ayuda a la deambulación de un paciente:
a. El paciente indica el inicio de la deambulación
b. Primero el paciente debe ser capaz de conservar la posición de sedestación
c. Se debe esperar largo tiempo para iniciarla y así no hará falta que sea gradual
d. Nunca se usarán medios auxiliares

590. El artículo 43 de la constitución española de 1978 en su punto 2 dice:
a. Los poderes públicos fomentarán la educación sanitaria, la educación física y el deporte. Así mismo, facilitarán la adecuada utilización del ocio
b. Se reconoce el derecho a la protección de la salud
c. Compete a los poderes públicos organizar y tutelar la salud pública a través de medidas preventivas y de las prestaciones y servicios necesarios
d. La ley establecerá los derechos y deberes de todos al respecto Los niños gozarán de la protección prevista

591. ¿Escala más utilizada para evaluar la sobrecarga del cuidador?
a. de Fast
b. de Zarit
c. de Karnofsky
d. Índice de Katz

592. La colostomía es la exteriorización de un tramo del colon a la piel. según la porción abocada, puede ser
a. Ascendente, transversa y convexa
b. Transversa, sigmoide, ascendente y gastrostomizada
c. Sigmoide o descendente, transversa y ascendente
d. Ascendente, yeyunostomizada, transversa y sigmoide

593. ¿Qué factores predisponen o determinan la aparición de las úlceras por presión?
a. Exógenos e intrínsecos
b. Endógenos e intrínsecos
c. Extrínsecos e intrínsecos
d. Extrínsecos y endógenos

594. ¿Es correcto poner el termómetro timpánico en presencia de otitis, para medir la temperatura?
a. No es correcto dado el estado del paciente
b. No se debe poner el termómetro en esas condiciones, ya que alteraría la temperatura
c. Previamente se deben haber instilado gotas de antibiótico
d. Sí, es correcto

595. El aseo se realizará en orden:
a. Ojos, brazos, manos, axilas, piernas y pies, abdomen y tórax, cara, espalda, nalgas y zona genital
b. Ojos, cara y orejas, cuello y hombros, brazos, manos y axilas, tórax, mamas, abdomen, piernas y pies, espalda y nalgas, región genital
c. Cara, ojos, tronco, brazos, manos y axilas, espalda y zona genital
d. Manos, ojos, cara, cuello, hombros, brazos, tórax y abdomen, pies y piernas, espalda y nalgas y zona genital

596. Indique la correcta:
a. En las personas con demencia el dolor no está presente
b. Los pacientes con deterioro cognitivo reciben más analgésicos que los pacientes con estado cognitivo indemne
c. La presencia de dolor nunca debe sospecharse
d. El dolor está presente en muchas personas con demencia, pero muchas veces no se identifica y en consecuencia, no se trata de forma adecuada

597. El material quirúrgico que se utiliza para dividir, separar o como cortante:
a. de campo
b. de hemostasia
c. de diéresis
d. de exposición

598. Necesidades calóricas aconsejadas para la población anciana
a. 2.000 Kcal
b. 3.000 Kcal
c. 1.500 Kcal
d. 3.500 Kcal

599. La técnica del rasurado:
a. Sólo se realiza en mujeres
b. Es imprescindible para los pacientes a los que se va a realizar una gastroscopia
c. Es muy importante para evitar el riesgo de infecciones en la herida quirúrgica
d. Se realiza días antes de la intervención

600. Los medicamentos caducados son residuos de tipo/grupo:
a. Grupo I
b. Grupo II
c. Grupo III
d. Grupo IV

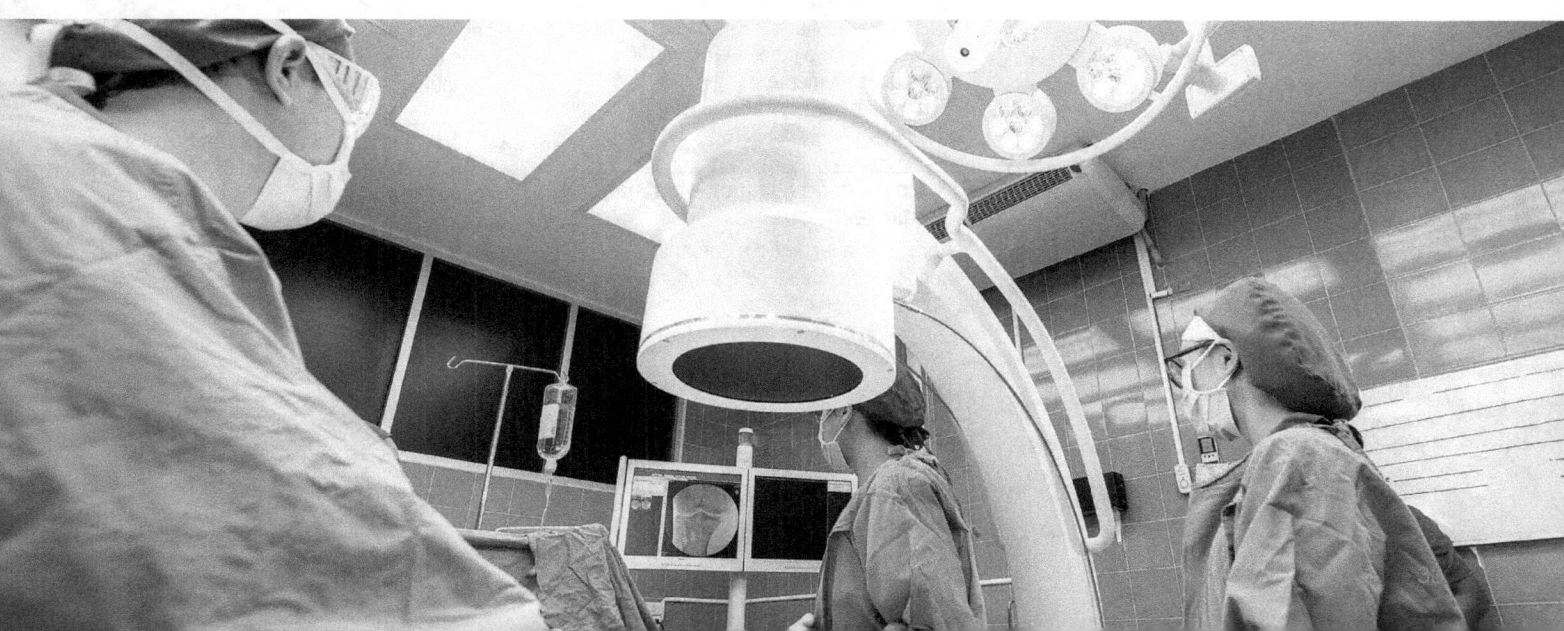

601. NO forman parte del equipo de apoyo de atención primaria:
a. Trabajadores Sociales
b. Administrativos
c. Auxiliares de Enfermería
d. Técnicos de Laboratorio

602. La gerontología es la ciencia:
a. Que se ocupa de mantener la salud en los ancianos
b. Que se ocupa de estudiar todos los aspectos sanitarios, sociales y legales que afectan a los ancianos
c. Que se ocupa de estudiar todos los aspectos sanitarios, que afectan a los jóvenes
d. Que estudia el medio en el que se encuentra el anciano

603. En la cama de postoperados:
a. Llevar a la habitación el material necesario, cuando ya se encuentre el paciente en la misma
b. Colocar siempre al paciente en decúbito supino
c. No se colocarán sábanas entremetidas en ningún caso
d. Retirar las almohadas de la cama

604. Clasificación de los residuos generados en los centros sanitarios:
a. Sólidos, Líquidos y Radioactivos
b. Sólidos, Líquidos y Gaseosos
c. Fungibles y No Fungibles
d. Sólidos y Volátiles

605. NO corresponde a los riesgos laborales más significativos:
a. posturales   b. químicos
c. psicológicos d. sociales

606. Según la ley 55/2003 del estatuto marco, entre los derechos individuales del personal estatutario está:
a. La libre sindicación
b. La jubilación en los términos y condiciones establecidas en las normas en cada caso aplicables
c. Disponer de Servicio de Prevención y de órganos representativos en materia de seguridad laboral
d. La reunión

607. Respecto a la cura del cordón umbilical, lo más recomendado:
a. Limpieza con alcohol de 96º cada 24 horas
b. Aplicar antibióticos de uso tópico
c. Limpieza con clorhexidina acuosa al 10% cada 12 horas
d. Mantener limpio y seco el cordón umbilical

608. En casos de violencia de género, si la mujer ha sido atendida en consultas externas del centro de especialidades y su situación hace necesario el traslado a un hospital:
a. El traslado se efectuará en ambulancia
b. El traslado se efectuará por los Cuerpos de Seguridad del Estado
c. El traslado se efectuará con su coche particular, acompañado de la policía municipal
d. El traslado lo realiza la policía municipal acompañado por una enfermera

609. La característica 'el hombre es un ser biopsicosocial y está en constante interacción con el entorno', ¿a qué modelo de enfermería pertenece?
a. Modelo de autocuidado
b. Modelo de adaptación
c. Modelo de la conservación
d. Modelo de promoción de la salud

610. Los cuidados post mortem se efectuarán después de:
a. Después de la muerte aunque, el médico no haya firmado el certificado de defunción
b. Después de la muerte y cuando ha aparecido el rigor mortis
c. Después de que el médico ha firmado el certificado de defunción

611. Norma fundamental de mecánica corporal para prevenir lesiones:
a. No utilizar puntos de apoyo
b. No juntar los pies
c. Cargar el peso alejado lo más posible del cuerpo
d. Sujetar el objeto para que haga de contrapeso

612. Al medir la presión venosa central:
a. El paciente debe colocarse en decúbito prono
b. El paciente será portado de un catéter colocado en aurícula derecha
c. No es necesario medir la Presión Venosa Central actualmente
d. El paciente será portado de un catéter colocado en aurícula izquierda

613. En relación a la lactancia materna, Señale la INcorrecta:
a. Fomentar la lactancia a demanda, con periodos de descanso de 2 a 4 horas
b. Comprobar el reflejo de succión
c. Colocar al bebé en decúbito prono para evitar el riesgo de aspiración
d. No dar tetinas ni chupetes

614. Forma parte de la documentación clínica de un paciente:
a. Receta médica
b. Impreso de reclamaciones
c. Hoja de interconsulta
d. Petición de dietas

615. Se detecta un caso de violencia en cualquier ámbito sanitario. Se debe:
a. Realizar la valoración del riesgo vital
b. Realizar una valoración de enfermería
c. Valorar la señales de riesgo no grave

616. En la toma de muestras para la investigación de oxiuros, utilizando el método Graham:
a. Recoger la muestra a última hora del día
b. Lavar la zona antes de la recogida de la muestra
c. Recoger la muestra a primera hora de la mañana
d. Recoger la muestra durante 4 días consecutivos

617. Sobre las precauciones al administrar un enema, ¿qué NO es cierto?
a. Se empleará con precaución en pacientes cardíacos, por provocar reflejo vagal
b. Ante cualquier incidencia (dolor, hemorragia), se suspenderá su administración
c. No se forzará la entrada de la sonda ni de la solución a administrar
d. Todas las anteriores son ciertas

618. El corazón está rodeado por...
a. endocardio   b. pericardio   c. miocardio

619. NO pertenece a las vías respiratorias inferiores...
a. La tráquea   b. Los bronquios
c. Los pulmones   d. La laringe

620. Con respecto al aparato cardiovascular, NO es cierto que...
a. La onda pulsátil se transmite a gran velocidad
b. La tensión arterial se mide por la presión que ejerce la sangre sobre las paredes de las arterias
c. Que la sístole ventricular hace que se relaje el ventrículo, y la diástole ventricular hace que éste se contraiga
d. Ninguna de las anteriores es falsa

621. El intercambio de gases que se produce en los pulmones al respirar, se conoce como...
a. Inspiración-espiración   b. Transporte
c. Perfusión   d. Hematosis

622. NO es cierto que...
a. Las sustancias perecederas se degradan en poco tiempo
b. El material lábil es el que se estropea fácilmente y deja de ser útil
c. Las sustancias termolábiles son las que se alteran fácilmente por el calor
d. Las sustancias fotosensibles son las que se alteran fácilmente por la acción del agua y de la humedad

623. Sustancias higroscópicas son:
a. las que absorben agua con facilidad, tanto la líquida como la simple humedad del ambiente
b. las perecederas que se degradan en poco tiempo
c. las que se estropean fácilmente y dejan de ser útiles
d. las que se alteran por la acción de la luz

624. Según el grado de movilidad, las articulaciones se clasifican en:
a. Sinartrosis   b. Anfiartrosis
c. Diartrosis   d. Los tres tipos

625. Las articulaciones semimóviles reciben el nombre de…
a. Sinartrosis   b. Anfiartrosis
c. Diartrosis   d. Ninguno de los tres

626. Las suturas del cráneo son
a. La sinartrosis, fibrosa
b. La anfiartrosis, cartilaginosa
c. La diartrosis, sinovial

627. Es FALSO:
a. En la cánula nasal se administra un flujo de oxígeno de 6 a 8 litros por minuto, lo que aporta una concentración del 30-40%
b. En la sonda nasal se administra un flujo de 6-8 litros por minuto, obteniendo una concentración de oxígeno del 15-25%
c. Con la mascarilla se administra un flujo de oxígeno de 8 a 10 litros por minuto, obteniendo una concentración de oxígeno del 40-50%
d. Con la tienda de oxígeno se administra un flujo de 15 litros por minuto, obteniendo una concentración de oxígeno del 50-60%

628. Es FALSO
a. El inventario consiste en recontar a mano y revisar a la vez todos los materiales almacenados
b. La revisión de existencias es el conjunto de actos que permite saber cuántos artículos de cada tipo tiene disponibles el centro
c. La documentación clínica incluye documentos de asesoría jurídica, salud laboral, orden interno y seguridad, y mantenimiento

629. Eje que atraviesa transversalmente el cuerpo de derecha a izquierda:
a. sagital   b. transversal   c. longitudinal

630. El corazón es un músculo:
a. Involuntario y estriado
b. Involuntario y liso
c. Voluntario y estriado
d. Voluntario y liso

631. ¿Cuál NO es correcta?
a. Flexión es plegar o doblar una extremidad sobre una articulación
b. Extensión es extender o estirar una extremidad sobre una articulación
c. Adducción es el alejamiento del plano medio

632. En 1948 la OMS definió 'salud':
a. Un proceso social, en su origen, que tiene repercusiones ecológicas en el ambiente de vida de la comunidad
b. El conjunto de funcionamiento psíquico, psicológico, emocional y espiritual que hace posible que la persona lleve a cabo sus funciones
c. El estado de completo bienestar físico, psíquico y mental, y no solamente la ausencia de enfermedad

633. La historia clínica debe ser…
a. Única por paciente para todo el Centro
b. Acumulativa, porque todo documento generado en la asistencia irá a parar a este dossier
c. Integrada, porque debe contener un apartado en que se resume cada episodio asistencial del paciente
d. Todas las anteriores son correctas

634. En la higiene del paciente encamado, lo primero que debe lavarse:
a. Los ojos, y lo último, área genito-anal
b. El cuello, y lo último, la espalda
c. Las orejas, y lo último, la espalda
d. Los brazos, y lo último, el área genito-anal

635. Huesos del esqueleto humano:
a. 199   b. 204   c. 205   d. 206

636. En la técnica para el uso de muletas, apoyo sobre cuatro puntos:
a. Apoyar muleta derecha, pie izquierdo, muleta izquierda, pie derecho
b. Apoyar muleta izquierda, pie derecho, muleta derecha, pie izquierdo
c. Apoyar pie derecho, muleta izquierda, pie izquierdo, muleta derecha
d. Apoyar pie izquierdo, muleta derecha, pie derecho, muleta izquierda

637. Un paciente semisentado, con el respaldo de la cama formando un ángulo de 45° respecto a los pies, y manteniendo las rodillas ligeramente flexionadas, está en posición de…
a. Trendelenburg   b. Antitrendelenburg
c. Sims   d. Fowler

638. Posición de Sims también se llama
a. Morestin   b. Invertida   c. Semiprona

639. La posición raquídea está indicada para…
a. Intubaciones endotraqueales
b. Problemas respiratorios
c. Punción lumbar
d. Ninguna de las anteriores es correcta

640. ¿Cuál de los siguientes conceptos NO es correcto?
a. Apnea: cese de la respiración de forma transitoria
b. Taquipnea: disminución de la frecuencia respiratoria
c. Disnea: sensación de dificultad respiratoria
d. Ortopnea. Disnea de decúbito

641. Si se intercalan períodos de apnea entre una o varias respiraciones rítmicas de distintas profundidades, nos estamos refiriendo a la respiración:
a. de Kussmaul   b. de Biot
c. torácica   d. abdominal

642. ¿Cuál NO es una arteria?
a. Poplítea   b. Vagal
c. Carótida   d. Humeral

643. "Sustancia material que, administrada al organismo y en virtud de una serie de acciones biofísicas o bioquímicas, es capaz de prevenir, corregir o curar una enfermedad"
a. Placebo   b. Nutrición
c. Residuo   d. Fármaco

644. El páncreas
a. Se aloja entre el duodeno y el bazo
b. Es una glándula exocrina y endocrina
c. Interviene en la mayoría de los procesos metabólicos del organismo
d. Son ciertas las respuestas A y B

645. Dieta que aporta un porcentaje muy elevado proteínas:
a. hiperproteica   b. hipoproteica
c. blanda   d. baja en grasas y colesterol

646. La dieta laxante…
a. Está indicada en personas con estreñimiento
b. Los alimentos deben ser ricos en residuos y fibras
c. Aporta un número bajo de proteínas
d. Son ciertas A y B

647. NO corresponde a la alimentación parenteral:
a. Es el aporte de alimentos, bien por vía oral o a través de un abordaje en alguno de los tramos del tubo digestivo
b. Es la administración intravenosa de alimentos
c. Aporta los elementos energéticos y plásticos indispensables para el organismo
d. La nutrición parenteral puede ser total o parcial

648. "Sustancia apta para el consumo humano capaz de aportar las sustancias necesarias para la vida"
a. Nutriente
b. Alimento
c. Hidratos de carbono

649. Esfínter inferior del estómago que comunica éste con el duodeno:
a. Cardias   b. Píloro
c. Cecal   d. Ninguno de los tres

650. Tiene efecto sedante general y dilata los vasos sanguíneos superficiales. Mejora la circulación cutánea:
a. Bolsa de agua caliente   b. Baño caliente
c. Baño frío   d. Remojo frío

651. Para valorar la superficie quemada, se utiliza la regla de los nueves de Wallace, que puntúa así
a. Cabeza y cuello, 18%; cada miembro superior, 18%; cada miembro inferior, 9%, genitales externos hombre, 1%
b. Cabeza y cuello, 9%; cada miembro superior, 9%; cada miembro inferior, 18%; genitales externos hombre, 2%
c. Cabeza y cuello, 9%; cada miembro superior, 9%; cada miembro inferior, 18%; genitales externos hombre, 1%
d. Ninguna de las anteriores

652. ¿En qué tipo de quemaduras hay destrucción de toda la piel?
a. En las de primer grado
b. En las de segundo grado
c. En las de tercer grado
d. Ninguna de las anteriores es correcta

653. Producto que entra en contacto con el sistema vascular del organismo:
a. Semicrítico   b. No crítico
c. Crítico   d. Ninguna de las tres

654. Son controles biológicos de esterilización…
a. El Bacillus subtilis
b. El Bacillus stearothermóphilus
c. La presión
d. Son ciertas las respuestas A y B

655. En la cirugía limpia, la tasa esperable de infección sin profilaxis del…
a. 5-10% b. 1-5% c. 10-15% d. 15-20%

656. En la cirugía contaminada, la tasa esperable de infección sin profilaxis es del…
a. 15-40%   b. 15-30%
c. 20-40%   d. 25-35%

657. El herpes zoster en pacientes inmunodeprimidos y la rabia requieren aislamiento…
a. Respiratorio   b. Estricto
c. Entérico   d. Protector o inverso

658. El aislamiento protector o inverso está indicado para:
a. Pacientes inmunodeprimidos
b. Procesos cancerígenos
c. Quemados
d. Todas las anteriores son correctas

659. Las necesidades emocionales básicas son:
a. de aceptación
b. de suficiencia y necesidad de afecto
c. de pertenencia a un grupo
d. Son ciertas A y B

660. Es falso que un CD ROM sea…
a. De sólo lectura
b. De sólo escritura
c. Un haz láser de baja potencia es el que realiza la lectura
d. Un disco compacto

661. El Tribunal Constitucional se compone de ¿cuántos miembros?
a. 10 b. 13 c. 12 d. 11

662. La Constitución se compone de…
a. 1 título preliminar, 10 títulos, 4 disposiciones adicionales, 8 transitorias, 1 derogatoria y 1 final
b. 1 preámbulo, 1 título preliminar, 10 títulos, 4 disposiciones adicionales, 9 transitorias, 1 derogatoria y 1 final
c. 1 preámbulo, 1 título preliminar, 10 títulos, 3 disposiciones adicionales, 9 disposiciones transitorias, 1 derogatoria y 1 final
d. 1 preámbulo, 1 título preliminar, 10 títulos, 4 disposiciones adicionales, 7 disposiciones transitorias, 1 derogatoria y 1 final

663. Agrupación de recursos asistenciales que provienen de distintos servicios médicos o quirúrgicos o de soporte que atienden patologías comunes y garantiza una respuesta integral al paciente:
a. Servicio Clínico   b. Unidad Clínica
c. Unidad Asistenciales   d. Área Clínica

664. Art. 11 de la C.E., en su párrafo 2º:
a. Todo español de origen podrá ser privado de su nacionalidad
b. Ningún español de origen podrá ser privado de su nacionalidad
c. Todo español, según las circunstancias que concurran, podrá perder la nacionalidad

665. El derecho a la vida viene recogido en la C.E., en su artículo…
a. 16 b. 18 c. 17 d. 15

666. La Constitución recoge el derecho de los consumidores y usuarios, el derecho a la vivienda y a las pensiones adecuadas para la tercera edad en su capítulo…
a. II del título I   b. IV del título I
c. III del título I   d. V del título I

667. Respecto al aparato respiratorio es FALSO:
a. El bronquio izquierdo es más corto y de menor calibre que el bronquio derecho
b. El pulmón derecho tiene dos cisuras
c. El cese transitorio de la ventilación se denomina apnea
d. No informar al paciente solicitando su colaboración cuando se va a valorar su frecuencia ventilatoria

668. El derecho a la intimidad personal y familiar se recoge en el artículo…
a. 16 b. 17 c. 18 d. 19

669. Se vacuna de varicela a los:
a. 12 años   b. 13 años
c. 11 años   d. No se vacuna

670. La presión venosa central mide la presión de…
a. Aurícula izquierda b. Aurícula derecha
c. Arteria aorta
d. Intracardiaca

671. Los supositorios son formas farmacéuticas…
a. Sólidas
b. Semisólidas
c. Las respuestas a y b son correctas
d. Las respuestas a y b son incorrectas

672. Respecto a los enemas, es FALSO:
a. El enema carminativo se emplea principalmente para eliminar el flato
b. Existen enemas grandes y enemas pequeños
c. El enema de retención o terapéutico tiene como finalidad ayudar a evacuar el contenido del colon
d. El enema de flujo de retorno, conocido como enema de Harris, se emplea para expulsar el flato

673. ¿Qué es falso con respecto al aparato cardiovascular?
a. Lleva a los tejidos el oxígeno y otras sustancias
b. Elimina los productos residuales
c. Transporta sustancias entre las diversas partes del organismo
d. Está formado sólo por el corazón, las venas y las arterias

674. En relación al miocardio, es FALSO:
a. El grosor del ventrículo izquierdo es mayor que el derecho
b. La válvula mitral tiene tres valvas
c. Las aurículas actúan como reservorio, acumulando la sangre durante la sístole ventricular
d. Todas las anteriores son falsas

675. Sobre el aparato cardiovascular, es cierto que…
a. Normalmente suele haber dos arterias coronarias, derecha e izquierda que nacen en los senos de Valsalva
b. Que el miocardio es el músculo cardíaco propiamente dicho
c. Que el corazón ejerce su función impelente de sangre a través de dos propiedades, contractilidad y propiedad eléctrica
d. Todas las anteriores son ciertas

676. La válvula mitral del corazón separa…
a. Aurícula derecha-ventrículo izq
b. Ventrículo derecho-aurícula izq
c. Aurícula derecha-ventrículo der
d. Aurícula izquierda-ventrículo izq

677. NO es cierto sobre las arterias:
a. La arteria temporal se localiza encima del hueso temporal, por delante de la oreja y detrás de la ceja
b. La arteria carótida se encuentra en la cara anterior del cuello, a ambos lados de la laringe
c. La arteria humeral se localiza en la cara anterior de la muñeca
d. La arteria poplítea se localiza en la flexura de la rodilla, por la cara posterior

678. Para administrar un enema colocaremos al paciente en posición de:
a. Trendelemburg   b. Antitrendelemburg
c. Decúbito supino   d. Sims

679. ¿Qué NO es cierto con respecto a la Higiene y el Aseo?
a. La Higiene es una parte de la Medicina que estudia la salud y el modo de conservarla
b. Que la Higiene es un conjunto de prácticas que tienen como finalidad mantener la higiene del cuerpo
c. El aseo es una parte de la Medicina, que estudia la salud y el modo de conservarla
d. No son ciertas B y C

680. Articulaciones fijas unidas por tejido fibroso:
a. Anfiartrosis   b. Sinartrosis   c. Diartrosis

681. NO es uno de los ejes imaginarios que definen el cuerpo humano:
a. Latitudinal   b. Longitudinal   c. Transversal

682. NO es un tipo de articulación:
a. La diartrosis   b. La sinartrosis
c. La muscular   d. La anfiartrosis

683. Permite que los músculos tiren de los huesos para producir movimiento
a. Las articulaciones   b. La piel
c. Los tendones   d. Los ligamentos

684. Eje que recorre el cuerpo en toda su longitud, desde cabeza a pies:
a. longitudinal   b. transversal   c. sagital

685. Eje que atraviesa de delante a atrás el cuerpo de forma perpendicular:
a. transversal   b. sagital
c. longitudinal   d. de latitud

686. Las pinzas de Magill son:
a. Un dispositivo para la liberación de la vía aérea
b. Un dispositivo de barrera
c. Unas pinzas curvas articuladas
d. Las respuestas a y c son ciertas

687. ¿Qué es un Programa de Salud?
a. Un conjunto de actividades organizadas y coordinadas
b. La finalidad de estas actividades es conseguir un objetivo definido en una población determinada
c. Y con unos recursos dados
d. Todas las anteriores son correctas

688. Documentación NO Clínica es:
a. La documentación que se utiliza en la gestión administrativa del centro
b. Con ella nos referimos a la transmisión de informaciones o de solicitudes entre los profesionales de una consulta o de un servicio
c. Son documentos sin relación directa con la atención al paciente: administración, asesoría jurídica, almacenes, salud laboral, higiene, cocina y despensa
d. Todas las anteriores son correctas

689. Si se administra la nutrición parenteral por la vía periférica, la vía de acceso suelen ser las venas…
a. Basílica
b. Cefálica
c. Subclavia o yugular interna
d. Son ciertas las respuestas a y b

690. Según su forma, los huesos pueden ser…
a. Largos, cortos, planos e irregulares
b. Largos, cortos, profundos y regulares
c. Largos, cortos, planos y regulares
d. Largos, planos y regulares

691. De los huesos cabe decir que…
a. En los huesos largos, la longitud predomina más que su anchura y grosor
b. En el caso de los huesos cortos, son huesos pequeños donde su longitud, grosor y anchura son casi iguales entre sí
c. Y en el caso de los huesos planos, son huesos en que el ancho y el largo son predominantes sobre el grosor; es decir, que son delgados
d. Todas las anteriores son correctas

692. ¿Qué NO es cierto en el uso de bastones y muletas?
a. El empleo del bastón está indicado en pacientes con lesión bilateral y pérdida del equilibrio
b. El empleo del bastón está indicado en pacientes con lesión unilateral, pérdida del equilibrio o problemas inflamatorios en una articulación
c. La longitud del bastón debe adaptarse a la talla del paciente y debe extenderse desde el trocánter mayor hasta el suelo
d. El uso de muletas está indicado en el caso de lesión o debilidad de los miembros inferiores, en los que no es recomendable descargar el peso del cuerpo sobre ningún miembro

693. Paciente en decúbito supino en un plano oblicuo de 45º respecto al suelo, manteniendo la cabeza más baja que los pies:
a. Antitrendelemburg
b. Trendelemburg o Morestin
c. Decúbito lateral
d. Ninguna de las anteriores es correcta

694. Posición 'de Roser', o también:
a. Morestin   b. Semiprona   c. Proetz

695. Paciente que permanece tumbado en decúbito supino, en un plano inclinado de 45º con respecto al suelo, manteniendo la cabeza más elevada que los pies, es una posición que recibe el nombre de…
a. Roser o Proetz
b. Sims
c. Trendelemburg
d. Antitrendelemburg

696. La eupnea es respiración:
a. irregular   b. ruidosa
c. normal   d. suave

697. Características del pulso:
a. La frecuencia
b. El ritmo
c. La amplitud o el volumen
d. Todas las anteriores son correctas

698. Paciente en decúbito supino, con las piernas separadas y flexionadas, doblando las rodillas y apoyando las plantas de los pies en la cama, los brazos descansan a lo largo del cuerpo sobre la región inferior del abdomen"
a. Genupectoral o mahometana
b. Litotomía o ginecológica
c. Kraske o Jacknife
d. Trendelemburg

699. ¿Qué normas generales se deben seguir para la administración de un medicamento?
a. Comprobar la orden de tratamiento con el medicamento
b. Comprobar el nombre del enfermo, su número de habitación y número de cama
c. Comprobar la dosis, vía de administración y hora de administración
d. Todas las anteriores son correctas

700. En una dieta equilibrada, ¿cuál es la proporción adecuada de proteínas, grasas e hidratos de carbono?
a. Proteínas: 15-25%; grasas: 30-35%; hidratos de carbono: 45-55%
b. Proteínas: 25-35%; grasas: 35-40%; hidratos de carbono: 60-70%
c. Proteínas: 15-20%; grasas: 35-40%; hidratos de carbono: 45-50%
d. Ninguna de las anteriores es correcta

700

701. Dieta baja en calorías:
a. hipercalórica
b. laxante
c. hipocalórica
d. astringente

702. Dieta SIN agua:
a. Líquida
b. Blanda
c. Absoluta
d. Hipocalórica

703. La Farmacocinética estudia:
a. El movimiento de los fármacos en el organismo en función de la vía de administración
b. El movimiento de los fármacos en el organismo en función del tiempo y la dosis
c. La absorción de los fármacos y su eliminación

704. Paro cardíaco es el cese repentino del corazón en su función de:
a. irrigar el miocardio
b. retener la sangre
c. de expulsar la sangre

705. Esfínter superior del estómago:
a. Píloro
b. Cardias
c. Cecal

706. Es hemorragia de origen respiratorio:
a. Vómica
b. Hematemesis
c. Hemoptisis
d. Las tres

707. ¿En qué tipo de quemaduras aparecen vesículas?
a. En las de tercer grado
b. En las de segundo grado
c. En las de primer grado
d. Ninguna de las anteriores es correcta

708. Esguince:
a. Es un desplazamiento del hueso de su posición normal, con pérdida del contacto con el hueso que debería estar articulado, pudiendo haber rotura parcial o total del complejo cápsulo-ligamentoso
b. Lesión producida por traumatismo articular abierto, caracterizada por la distensión o rotura indirecta de los ligamentos periarticulares, producida por una separación brusca de las superficies, sin llegar a luxarlas
c. Lesión producida por traumatismo articular cerrado, caracterizada por la distensión o rotura indirecta de los ligamentos periarticulares, producida por una separación brusca de las superficies, sin llegar a luxarlas
d. Todas son incorrectas

709. Producto semicrítico es aquél que:
a. entra en contacto con mucosas y piel no intacta
b. entra en contacto con el sistema vascular
c. entra en contacto con piel íntegra

710. Ventajas del vapor de agua:
a. Rapidez, economía y seguridad
b. Lentitud, economía y seguridad
c. Rapidez, economía e inseguridad
d. Lentitud, economía e inseguridad

711. En la cirugía limpia-contaminada, la tasa esperable de infección sin profilaxis es del...
a. 5-15%
b. 1-5%
c. 15-20%

712. En la cirugía sucia o infectada, la tasa esperable de infección sin profilaxis es del...
a. 40-60%
b. 25-30%
c. 30-35%
d. 60-70%

713. La cólera, hepatitis A requieren aislamiento...
a. Respiratorio
b. Estricto
c. Protector o inverso
d. Entérico

714. NO es cierto:
a. La gestión de residuos comprende las fases de segregación, recogida y transporte y tratamiento
b. Los residuos sólidos urbanos son los residuos que se consideran como específicos de una actividad sanitaria
c. Contaminante es todo agente presente en el medio ambiente, que produce o puede producir efectos indeseables para la salud y/o el bienestar
d. Los contaminantes se clasifican en físicos, químicos y biológicos

715. ¿Cuál de los siguientes periféricos es de entrada/salida?
a. Teclado
b. Escáner
c. Módem
d. Impresora

716. Cuál es el capítulo "de las garantías de las libertades y derechos fundamentales"
a. III
b. II
c. I
d. IV

717. ¿En qué artículo se establece que los poderes públicos mantendrán un régimen público de Seguridad Social para todos los ciudadanos que garantice la asistencia y prestaciones sociales suficientes ante situaciones de necesidad?
a. 47
b. 41
c. 49
d. 50

718. "España se constituye en un Estado social y democrático de Derecho, que propugna como valores superiores del ordenamiento jurídico la libertad, la justicia, la igualdad y el pluralismo político", como establece
a. El título preliminar
b. El preámbulo
c. El Título I
d. El Título

719. El Defensor del Pueblo se encuentra recogido en el artículo...
a. 51
b. 50
c. 55
d. 54

720. Artículo 9º: "Los ciudadanos y poderes públicos están sujetos...
a. "Al Tribunal Constitucional..
b. "A la Constitución y al resto del ordenamiento jurídico..
c. Las dos son verdaderas
d. Ninguna lo es

721. El Tribunal Constitucional se desarrolla por la Ley Orgánica:
a. 2/1979
b. 3/1980
c. 3/1981
d. 4/1979

722. El 'clapping' es...
a. Una dieta para adelgazar
b. Una técnica para favorecer la circulación venosa
c. Una técnica de fisioterapia respiratoria
d. Un proceso de deambulación precoz

723. ¿A quién corresponde iniciar la reforma constitucional?
a. Al Gobierno
b. Al Congreso y al Senado
c. A las Asambleas de las Comunidades Autónomas
d. Todas las anteriores son correctas

724. La hipercapnia es...
a. Aumento de la frecuencia respiratoria
b. Aumento de los niveles de oxígeno en sangre arterial
c. Aumento de la presión parcial de dióxido de carbono en sangre arterial
d. Son ciertas las respuestas A y B

725. ¿En qué porcentaje se encuentra el oxígeno en el aire atmosférico?
a. 79%
b. 21%
c. 0,03%
d. 52%

726. ES FALSO que...
a. El pulso pedio se palpa en la cara anterior del pie
b. El pulso femoral se palpa a nivel inguinal
c. El pulso apical se palpa en la cara anterior del tórax, a nivel del corazón
d. El pulso radial se palpa en la flexura del codo

727. En la posición de Fowler alta, la cabecera de la cama está elevada respecto a los pies:
a. 45º
b. 50º
c. 60º
d. 90º

728. Ritmo de insuflaciones en la respiración artificial aplicada a un niño:
a. 12 por minuto
b. 1 cada 2 segundos
c. 30 por minuto
d. 1 cada 3 segundos

729. Respecto a las áreas del servicio de farmacia, indica la INcorrecta:
a. La dosificación de medicamentos citostáticos se realiza en zona estéril con cabinas de flujo laminar horizontal
b. La preparación de dosis especiales de medicamentos se realiza en el área de farmacotecnia
c. La nutrición parenteral se prepara en una zona estéril con cabina de flujo laminar horizontal
d. Los medicamentos termolábiles se conservan en cámaras frigoríficas y congeladores

730. Clasificación general de las drogas. Señale cuál de estas sustancias actúa como estimulante de la actividad del sistema nervioso central:
a. Heroína   b. Cocaína
c. Alcohol   d. Morfina

731. Antisepsia:
a. Conjunto de procedimientos científicos destinados a preservar de gérmenes infecciosos en el organismo
b. Ausencia de materia séptica, libre de infección
c. Etimológicamente significa sin putrefacción
d. Método que consiste en combatir o prevenir padecimientos infecciosos destruyendo los microbios que los causan

732. Respecto al test de Malt, una puntuación de 6-10 puntos indica:
a. No alcohólico   b. Sospecha de alcoholismo
c. Alcoholismo   d. Abstemio

733. Cuando orientamos a la familia de la persona drogodependiente que no quiere tratarse, estamos haciendo:
a. Prevención primaria
b. Prevención secundaria
c. Prevención terciaria
d. Ninguna es correcta

734. 'Hemorragia en sábana' cuando:
a. la sangre procede de una vena y su salida es de manera continua
b. la sangre procede de una arteria y sale a '-golpes'
c. la produce una herida por arma blanca
d. se produce por rotura de capilares

735. La parada respiratoria se manifiesta:
a. Pulso rápido y débil
b. Pulso lento
c. Ausencia de respiración espontánea
d. A y C son correctas

736. El zumo de limón está indicado en intoxicación por:
a. Barbitúricos   b. Amoniaco
c. Raticidas   d. Benzodiacepinas

737. Escala para la valoración del riesgo de úlceras por presión:
a. Maslow   b. Norton   c. Katz

738. Tras avisar al 112, la RCP se inicia:
a. Con el masaje cardiaco
b. Insuflando aire a los pulmones
c. Colocando al paciente en decúbito prono
d. Ninguna de las tres

739. En el proceso de formación de úlceras por presión, las vesículas, ¿de qué estadio son?
a. I   b. II   c. III   d. IV

740. NO se valora en la escala Norton:
a. Movilidad   b. Estado nutricional
c. Actividad   d. Estado mental

741. Localización más frecuente de una úlcera por presión en decúbito lateral:
a. Tuberosidad isquiática   b. Mejillas
c. Costillas   d. Sacro

742. Según Kubbler Ross, la cuarta etapa:
a. De ira   b. De negación
c. De depresión   d. De negociación

743. Respecto a los cuidados post-mortem, señale la INcorrecta:
a. Taponar los orificios naturales
b. Asear el cuerpo del finado
c. Ponerlo en decúbito supino
d. Cubrir todo el cuerpo con la mortaja

744. Escalera analgésica según la OMS. Los antiinflamatorios no esteroideos están ¿en qué escalón?
a. 1   b. 2   c. 3   d. 4

745. Instrumental buco-dental. Se denomina material crítico a aquél que:
a. No se introduce en la boca
b. Aunque se introduzca en la cavidad oral es poco posible que se contamine
c. Entra en contacto directo con los tejidos bucales y se contamina por sangre

746. Las tiras colorimétricas del autoclave son un control:
a. Físico   b. Químico   c. Biológico

747. El empaquetado en una central de esterilización debe ser:
a. Impermeable al agente esterilizante
b. Permeable a agentes externos
c. Impermeable a la contaminación externa y permeable al agente esterilizante
d. Permeable a los agentes externos e impermeable al vapor

748. Respecto a la esterilización por autoclave de vapor, indica la INcorrecta:
a. Diariamente y con preferencia en el primer programa de carga se realizará un control biológico en cada autoclave
b. Las cargas no superarán el 75% de la capacidad de las cámaras
c. Los paquetes se colocarán siempre de forma vertical
d. En la carga mixta colocar el material metálico en la parte superior y el textil en la parte inferior

749. En infección nosocomial, no es un mecanismo de transmisión directo:
a. Las manos del personal sanitario
b. Las gotas de Flügge expulsadas al hablar, toser o estornudar
c. Las ropas contaminadas por agitación de las mismas
d. Los gérmenes resistentes que se transmiten a través de medicamentos, perfusiones, etc

750. Mecanismo de acción de desinfectantes y antisépticos. El cloro es un agente que actúa:
a. Sobre la membrana citoplasmática
b. Sobre la pared celular
c. Sobre el núcleo
d. Sobre las proteínas y enzimas

751. Una desinfección que elimina bacterias patógenas en su forma vegetativa y algunos hongos es:
a. Desinfección de alto nivel
b. Desinfección de nivel intermedio
c. Desinfección de bajo nivel
d. Esterilización

752. No es un eslabón de la cadena epidemiológica:
a. Reservorio o fuente de infección
b. Mecanismos de transmisión
c. Huésped susceptible
d. Microorganismo patógeno

753. Según Eickhorff no es una medida de eficacia probada:
a. Vacunación frente a la hepatitis B
b. Lavado de manos
c. Muestreos bacteriológicos ambientales
d. Vigilancia de los equipos de ventilación mecánica y oxigenoterapia

754. Presentación de las enfermedades transmisibles. Presencia constante de una enfermedad transmisible en una zona geográfica determinada:
a. Endemia   b. Endoepidemia
c. Epidemia   d. Pandemia

755. La sonda nelaton es:
a. Una sonda uretral
b. Una sonda nasofaríngea
c. Una sonda de aspiración
d. Ninguna de ellas es correcta

756. Se llama periodo prodómico a:
a. El intervalo comprendido entre la entrada del microorganismo en un huésped y la aparición de los primeros síntomas de la enfermedad
b. Aparición de signos inespecíficos y de carácter general de la enfermedad
c. A la aparición de los síntomas y signos que definen la enfermedad
d. Ninguna de ellas es correcta

757. Los espirilos son:
a. bacterias   b. virus
c. hongos   d. parásitos

758. El dispositivo que permite la salida y el uso del oxígeno, graduado en litros/minuto, se denomina:
a. Humidificador   b. Manómetro
c. Manorreductor   d. Flujómetro

759. Con cuál de estos síntomas NO está indicada la oxigenoterapia:
a. Disnea   b. Ortopnea
c. Eupnea   d. Cianosis

760. Protegemos los labios de un paciente con mascarilla de concentración graduable en oxigenoterapia:
a. Aislando el labio de la mascarilla
b. Con apósitos o gasas
c. Con vaselina
d. Con crema hidratante

761. NO es aplicación local de calor seco:
a. Bolsa de agua caliente
b. Baño de parafina
c. Fomentos
d. Calentador eléctrico

762. Respecto a la aplicación terapéutica de frío señale la respuesta incorrecta:
a. Produce vasoconstricción periférica
b. Disminuye el metabolismo basal
c. Favorece la sedación
d. Disminuye el aporte de oxígeno y nutrientes a los tejidos

763. Respecto al tratamiento con calor, señale la respuesta incorrecta:
a. Está indicado en dolores musculares
b. Está indicado para disminuir el peristaltismo
c. Está contraindicado en pacientes que toman medicación anticoagulante
d. Está indicado en el tratamiento de abscesos, para favorecer la cicatrización

764. Hay factores que alteran el metabolismo de los fármacos. Indica cuál de estas afirmaciones no es correcta:
a. Los niños metabolizan más rápidamente
b. Las dietas pobres en Ca, Vitamina C y Proteínas disminuyen la actividad metabólica
c. La mayoría de las hormonas favorecen el proceso de biotransformación de los medicamentos
d. Los ancianos metabolizan más lentamente

765. No es una vía intravascular:
a. La intramuscular   b. La intravenosa
c. La intralinfática d. La intracardiaca

766. Los sueros bicarbonatados son soluciones:
a. Nutritivas   b. Energéticas
c. Electrolíticas d. Soluciones mixtas

767. Farmacocinética. El proceso de alteración química que afecta a los fármacos dentro del organismo, es:
a. Absorción   b. Distribución
c. Biotransformación d. Eliminación

768. Estados de déficit vitamínico. El déficit de vitamina B6 produce:
a. Fotofobia   b. Irritabilidad, convulsiones
c. Osteomalacia d. Hemorragias

769. Según Atwater un gramo de alcohol etílico corresponde a (kilocalorías):
a. 4   b. 6   c. 7   d. 9

770. Respecto al efecto sobre el metabolismo de la hormona insulina, señale la respuesta incorrecta:
a. Aumenta la captación celular de glucosa
b. Aumenta la síntesis de proteínas
c. Aumenta la lipólisis
d. Aumenta la captación de aminoácidos

771. El lugar de punción adecuado para la obtención de líquido cefalorraquídeo está entre las vértebras:
a. D2, D3, D4   b. S1, S2, S3
c. L1, L2   d. L3, L4, L5

772. Para recoger una muestra de líquido seminal para su estudio, se recomienda abstinencia sexual durante:
a. 2 ó 3 días   b. 4 ó 5 días
c. 1 día   d. 1 semana

773. Para la recogida de un exudado conjuntival es necesario:
a. Hisopo no estéril
b. Hisopo humedecido en suero salino
c. Lavar los ojos antes de recoger la muestra
d. Si el paciente está con colirios antibióticos no recoger la muestra hasta pasadas 12 h

774. 'Restos de tejidos humanos' pertenecen al grupo de residuos sanitarios:
a. I   b. II   c. III   d. IV

775. El sondaje nasoentérico consiste en la introducción de una sonda a través de las fosas nasales o boca hasta:
a. El duodeno   b. El yeyuno
c. El ileon proximal d. Todas son correctas

776. El balón esofágico de la sonda de sengstaken-blackemore se llena con:
a. Agua   b. Aire   c. Ambos   d. Ninguno

777. La ostomía que se practica sobre el colon sigmoideo se denomina:
a. Colostomía ascendente
b. Colostomía descendente
c. Colostomía transversa
d. Ileostomía

778. Las habitaciones de un centro hospitalario deben tener:
a. La iluminación general en el techo
b. La iluminación individual en la cabecera
c. Iluminación de emergencia
d. Todas son correctas

779. Los baños cuya función es curativa se llaman:
a. Baños higiénicos   b. Baños terapéuticos
c. Baños parciales   d. Ninguna es correcta

780. El baño emoliente consiste en:
a. Inmersión de la parte comprendida entre la zona media del muslo y la cresta ilíaca
b. Inmersión del cuerpo en agua a 35-38ºC, a la que se le añaden substancias sedantes
c. Inmersión del cuerpo en agua a 35-38ºC, a la que se le añaden substancias suavizantes de acción local
d. B y C son correctas

781. El baño de asiento consiste en:
a. La inmersión de la parte comprendida entre la zona media del muslo y la cresta ilíaca en agua a una temperatura de 43-46ºC
b. Inmersión del cuerpo en agua a 35-38ºC, a la que se le añaden sustancias sedantes
c. Inmersión del cuerpo en agua a 35-38ºC, a la que se le añaden sustancias suavizantes de acción local
d. B y c son correctas

782. Para aliviar unas hemorroides:
a. Baños de asiento   b. Baños emolientes
c. Baños higiénicos   d. Baños completos

783. Dentro de los recursos materiales necesarios para el baño completo del paciente ¿qué no es preciso?
a. Guantes desechables
b. Dos palanganas
c. Toallas para secar
d. Todo es preciso

784. Con el baño, el profesional de enfermería busca conseguir unos objetivos. ¿Cuál de los siguientes NO?
a. Eliminar los restos urinarios y fecales
b. Favorecer el relax
c. Promover el ejercicio físico
d. Todas son correctas

785. ¿En qué orden se debe realizar el baño completo del paciente?
a. Primero el cuello y orejas, luego la cara y, al final, el cuerpo
b. Cara, cuerpo, cuello y orejas
c. Cuerpo, cuello y cara
d. Cara, cuello y cuerpo

786. Es de mayor riesgo para la producción de úlceras por presión:
a. Estados de hipovitaminosis e hipoproteinemia
b. Obesidad
c. Pacientes con cirugía traumatológica
d. Pacientes con cirugía ortopédica

787. NO es recomendable para prevenir las úlceras por presión:
a. Uso de cremas   b. Uso de aceites
c. Uso de masajes   d. Uso de alcohol

788. Si el enfermo adopta la posición en decúbito lateral, las zonas más propensas a ulcerarse son:
a. Los senos en mujeres   b. La zona sacra
c. Los omóplatos   d. Las mejillas

789. Para prevenir la aparición de una úlcera por presión en la zona sacra:
a. Uso de espumas adhesivas tipo restón
b. Colchones de agua
c. Masaje en la zona
d. Todas

790. ¿Cuál de las siguientes medidas NO emplearía para prevenir aparición de úlcera por presión en zona sacra?
a. Control de la dieta del paciente encamado
b. Aporte de dieta rica en Vitamina C
c. Férulas de arco
d. B y C

791. La cura húmeda consiste en:
a. Cubrir la herida con sustancias que favorecen la limpieza natural de la herida de las sustancias exudativas
b. Limpieza de arrastre exhaustiva con suero fisiológico
c. Evitar alergias, humedad y maceración de la piel
d. No existe dicho tipo de cura

792. La cura húmeda se usa en caso de:
a. Úlcera de aspecto limpio
b. Úlcera de aspecto sucio
c. En cualquier tipo de úlcera
d. A y C son correctas

793. Fiebre alta:
a. 37,5-38ºC   b. 38,5-39,5ºC
c. 39,5-40,5ºC   d. Más de 40,5ºC

794. ¿Cuál de las siguientes afirmaciones no es correcta respecto a la forma de temperatura corporal?
a. En la boca, se coloca el bulbo del termómetro debajo de la lengua del paciente
b. En caso de que el paciente esté agitado, se tomará la temperatura en la boca
c. Secar la axila del paciente con una gasa, pues la humedad falsea el registro
d. Colocar el bulbo del termómetro en la axila del paciente, cruzar su antebrazo sobre el tórax y esperar seis-siete minutos

795. ¿Cuál de las siguientes afirmaciones no es correcta respecto a la toma de temperatura corporal?
a. La humedad de la axila no falsea el registro
b. Colocar el bulbo del termómetro en la axila del paciente, cruzar su antebrazo sobre el tórax y esperar seis-siete minutos
c. Hay que explicar previamente al paciente lo que se le va a hacer
d. Descender la columna de mercurio por debajo de 36ºC

796. Nos da una medición más exacta de la temperatura corporal:
a. La axila   b. La boca
c. La vagina   d. El recto

797. Localización obligada en niños lactantes para la toma de temperatura:
a. La axila   b. El recto   c. La boca

798. Para realizar la lectura de la temperatura rectal hay que esperar
a. 1 min.   b. 2 min.   c. 3 min.   d. 4 min

799. ¿Cuál de las siguientes afirmaciones no es correcta?
a. Hay que esperar tres minutos para realizar la lectura de la temperatura rectal
b. La temperatura rectal disminuye 0,5ºC del valor tomado en la axila
c. Hay que esperar seis-siete minutos para tomar la temperatura axilar
d. En la toma de temperatura rectal, hay que descender el mercurio por debajo de 36ºC

800. La frecuencia respiratoria:
a. En un recién nacido es de 30-40 r.p.m
b. En el primer año de vida es de 26-30 r.p.m
c. En un adulto oscilan entre 12-18 r.p.m
d. Todas son correctas

800

801. NO afecta la frecuencia respiratoria
a. La edad   b. La alimentación
c. El ejercicio físico   d. La altitud geográfica

802. La apnea es:
a. El aumento de la frecuencia respiratoria
b. El cese de respiración
c. La dificultad respiratoria por déficit de oxígeno
d. El aumento de la profundidad de las respiraciones

803. ¿Cuál de las siguientes afirmaciones es correcta?
a. La temperatura del recién nacido desciende después del nacimiento
b. La respiración del recién nacido si en reposo es de 45 resp/min. o más es normal
c. El centro regulador de la temperatura en el recién nacido es inmaduro
d. A y c son correctas

804. Una elevación de la temperatura del recién nacido puede deberse a:
a. Demasiada ropa
b. Infecciones
c. Llanto
d. A y B son correctas

805. El promedio de tensión arterial del recién nacido es de:
a. 120/80 mmHg   b. 70/40 mmHg
c. 100/60 mmHg   d. 90/60 mmHg

806. ¿Cuándo se puede hacer el baño de inmersión al recién nacido?
a. En el momento del parto para eliminar bien los restos de grasa de la piel
b. A los dos días del nacimiento para esperar a que se seque el cordón
c. Cuando se desprenda el cordón umbilical
d. Al mes del nacimiento para evitar infecciones

807. Es FALSA:
a. El peso es el mejor indicador global de nutrición y crecimiento
b. Se produce una pérdida inicial en la primera semana de 800 grs
c. El peso normal en el momento del nacimiento es de 2,72 a 4,09 Kgs
d. A los seis meses el niño dobla el peso y, al año, lo triplica

808. ¿Sobre qué edad desaparece la lactasa intestinal en el niño?
a. A los 2 meses   b. A los 6 meses
c. Al año   d. A los 11 meses

809. Para acortar el proceso de supuración y mejorar circulación sanguínea:
a. Compresas húmedas frías
b. Compresas húmedas calientes
c. Compresas secas frías
d. Compresas secas calientes

810. Para inhibir la formación y absorción de tóxicos bacterianos, usaría:
a. Compresas frías
b. Compresas calientes
c. Compresas heladas
d. A y C son correctas

811. Ante esguince reciente, emplearía:
a. Compresas frías   b. Compresas calientes
c. Fomentos   d. B y C son correctas

812. Un pedazo de franela o toalla caliente y húmeda que se aplica a la piel del paciente para crear calor superficial se denomina:
a. Compresas calientes
b. Fomentos
c. Freezbag
d. Almohadilla Aquamatic

813. Para reducir la temperatura corporal por evaporación, utilizaría:
a. Fomentos
b. Envoltura fresca y húmeda
c. Compresas calientes
d. B y c son correctas

814. Para disminuir la temperatura corporal o de alguna extremidad antes de cirugía, utilizaría:
a. Envoltura fresca y húmeda
b. Fomentos
c. Envolturas heladas
d. Alcohol rebajado con agua

815. Se ordenan aplicaciones calientes para lograr:
a. Disminuir el metabolismo celular
b. Causar anestesia local
c. Aumentar la supuración
d. Reducir la temperatura

816. Se utilizan aplicaciones frescas para:
a. Relajar el tejido
b. Aumentar la temperatura
c. Producir vasoconstricción
d. Mejorar el metabolismo

817. El estado en el que no existen sensaciones se denomina:
a. Congestión   b. Anestesia
c. Eritema   d. Asepsia

818. El enrojecimiento de la piel por congestión de capilares se denomina:
a. Eritema   b. Congestión
c. Supuración   d. Anestesia

819. El proceso por el cual el agua se desprende de la superficie corporal, lo que reduce el calor, se denomina:
a. Congestión   b. Evaporación
c. Exudado   d. Inflamación

820. El sondaje vesical se utiliza para:
a. Para que el paciente pueda orinar
b. Para comprobar la cantidad de orina residual en la vejiga después que el paciente ha orinado
c. Para eludir una obstrucción que bloquea el flujo de orina
d. Todas son correctas

821. Para realizar un sondaje vesical, preferentemente situaremos al paciente:
a. En la posición de Sims
b. En la posición de Fowler
c. En decúbito supino
d. En decúbito lateral derecho

822. La sonda de Foley se utiliza para:
a. Sondaje nasogástrico
b. Sondaje vesical
c. Sondaje gastroesofágico
d. Varices esofágicas

823. Hay que pinzar sonda vesical, si la cantidad de orina emitida de una vez es superior a:
a. 300 ml   b. 500 ml
c. 700 ml   d. 900 ml

824. La revisión de la permanencia de la sonda vesical se hará:
a. Diariamente durante su permanencia
b. Cada dos días
c. Una vez a la semana
d. Dos veces por semana

825. La sonda de Foley:
a. Es acanalada
b. Va provista de un balón hinchable
c. Se utiliza para el control de las varices esofágicas
d. B y C son correctas

826. La sonda de Foley hay que cambiarla cada:
a. 30 días   b. 15 días
c. 8-10 días   d. Diariamente

827. La sonda de silicona se cambiará:
a. Cada 30 días   b. Cada 15   c. Cada 8-10

828. La sonda de Foley:
a. Tiene 2 vías   b. Tiene 3 vías
c. Es semirrígida d. A y B son correctas

829. La sonda de silastix:
a. Es una sonda de Foley de larga duración (silicona)
b. Es una sonda acodada
c. Se fija mediante un hilo a la pierna
d. A y b son correctas

830. Para realizar un sondaje rectal, preferentemente posición:
a. de Fowler   b. de Litotomía   c. de Sims

831. Proceso de división del núcleo:
a. Mitosis   b. Meiosis
c. Simbiosis   d. B y C son correctas

832. Tejido que reviste las cavidades del organismo, como es el tubo digestivo:
a. Epitelial de revestimiento
b. Epitelial glandular
c. Muscular
d. Conjuntivo

833. ¿Cuántos tipos de glándulas hay?
a. 2   b. 3   c. 4   d. 5

834. Glándulas que vierten su contenido directamente a los capilares sanguíneos:
a. Exocrinas   b. Endocrinas
c. Pancreáticas   d. B y C

835. Glándulas que vierten su contenido al exterior a través de un conducto:
a. Endocrinas   b. Exocrinas
c. Merocrinas   d. Externas

836. Las glándulas sudoríparas son del tipo:
a. Endocrino   b. Exocrino
c. Mixtas   d. Sebáceas

837. Las células del tiroides que segregan la tirosina son glándulas del tipo:
a. Exocrino   b. Mixtas
c. Endocrinas   d. Funcionales

838. El páncreas es una glándula:
a. Endocrina   b. Exocrina
c. Mixta   d. Lisosomial

839. La sujeción de los vasos sanguíneos es función del tejido..
a. muscular   b. conjuntivo
c. epitelial   d. nervioso

840. El tejido que hace a modo de 'embalaje' de los órganos se denomina:
a. óseo   b. conjuntivo
c. muscular   d. linfoide

841. La función hematopoyética la tienen las células del tejido:
a. Muscular   b. Óseo
c. Nervioso   d. Conjuntivo

842. El mantenimiento de los niveles de calcio y fósforo es gracias a:
a. Tejido conjuntivo
b. Tejido óseo
c. Tejido muscular
d. La regulación del páncreas

843. ¿Cuántos lóbulos tiene el hígado?
a. 7   b. 3   c. 4   d. 1

844. El lugar por el que entra la arteria hepática para irrigar el hígado y la vena porta se llama:
a. Placa motora   b. Mediastino
c. Hilio   d. Fundus

845. Dos tercios de la sangre que llega al hígado lo hace a través de la:
a. Arteria hepática
b. Vena hepática
c. Vena porta
d. Arteria aorta

846. NO es una función del hígado:
a. Segregar la bilis
b. Efectuar una serie de etapas importantes en el metabolismo de proteínas, grasas y carbohidratos
c. Almacenar glucógeno, lípidos, hierro, vitamina A, B12 y D
d. Las tres son funciones del hígado

847. Conducto a través del cual la vesícula libera la bilis:
a. Esfínter de Oddi
b. Conducto Cístico
c. Conducto vesicular
d. Conducto pancreático

848. La inflamación de la pared interna de la vesícula se llama:
a. Colicistitis   b. Colelitiasis
c. Colédoco   d. Ictericia

849. Los islotes de Langerhans están en:
a. El hígado   b. La vesícula biliar
c. El duodeno   d. El páncreas

850. La insulina es segregada por:
a. Las células β del páncreas
b. Las células α del páncreas
c. Las células α y β del páncreas
d. Ninguna es correcta

851. ¿Cuál es correcta?
a. La insulina aumenta la concentración de glucosa en sangre
b. El glucagón disminuye la concentración de glucosa en sangre
c. El glucagón aumenta la concentración de glucosa en sangre
d. A y B son correctas

852. En el estómago se segrega:
a. Acido clorhídrico   b. Pepsinógeno
c. Glucagón   d. A y B son correctas

853. El páncreas segrega:
a. Insulina y glucagón
b. Amilasa y lipasa
c. Tripsina-quimotripsina
d. Todas son correctas

854. El conducto que conecta con el duodeno para llevar la bilis se llama:
a. Cístico
b. Colédoco
c. Conducto pancreático
d. Conducto duodenal

855. La hectasa y la sacarasa son segregadas por:
a. El hígado
b. El páncreas
c. El estómago
d. Las células de la mucosa intestinal

856. Nervios que conducen el impulso nervioso desde los receptores nerviosos hasta los centros:
a. Motores   b. Aferentes
c. Eferentes   d. A y B

857. El sistema nervioso central se divide en:
a. Encéfalo y médula
b. Simpático y parasimpático
c. Periférico y autónomo
d. Ninguna es correcta

858. Tanto el encéfalo como la médula espinal están recubiertos por capas protectoras:
a. Capa ósea y capa meníngea
b. Duramadre, aracnoides y piamadre
c. Cerebelo y bulbo
d. Cerebelo y circunvoluciones

859. El líquido cefalorraquídeo circula:
a. Por el espacio subaracnoideo
b. Por debajo de la piamadre
c. Por el espacio subdural
d. Por el espacio epidural

860. El espacio subaracnoideo se encuentra:
a. Entre la piamadre y la aracnoides
b. Entre la duramadre y la aracnoides
c. Entre la piamadre y la duramadre
d. Por debajo de la piamadre

861. Pegada al cerebro se encuentra:
a. La duramadre   b. La aracnoides
c. La piamadre   d. El espacio subaracnoideo

862. El cerebro presenta fibras:
a. Ascendentes y sensitivas
b. Descendentes y motoras
c. Motoras y ascendentes
d. A y B

863. Los centros de los reflejos vitales se encuentran en:
a. El cerebro   b. El cerebelo
c. El bulbo raquídeo d. La médula

864. La coordinación de los movimientos musculares uniformes y precisos principalmente está a cargo de:
a. El cerebro   b. El cerebelo
c. El bulbo raquídeo d. La médula

865. La regulación del equilibrio a nivel central se encuentra localizada en:
a. El cerebro   b. El cerebelo
c. El bulbo raquídeo d. La médula

866. El extremo de la médula suele coincidir con:
a. La primera vértebra lumbar
b. La segunda vértebra lumbar
c. La cuarta vértebra lumbar
d. El sacro

867. El par craneal IV es el nervio:
a. Óptico   b. Facial
c. Auditivo   d. Oculomotor patético

868. El par craneal II es el nervio:
a. Óptico   b. Facial
c. Auditivo   d. Glosofaríngeo

869. La fecundación se suele producir habitualmente en:
a. La vagina   b. El cuerpo del útero
c. El ovario   d. Las trompas

870. La parte superior del útero se llama:
a. Cuello   b. Hocico de tenca
c. Fondo   d. Fondo de saco de Douglas

871. La primera fase del ciclo menstrual se denomina:
a. Fase luteínica   b. Fase folicínica
c. Ovulación   d. Corion

872. El ciclo menstrual comienza:
a. Con la ovulación
b. Con la menstruación
c. Con la fase luteínica
d. B y C

873. El embrión se convierte en feto:
a. A partir del 2º mes
b. A partir del 3er mes
c. A partir de que comienza a moverse
d. A partir del 8º mes

874. La dilatación consiste en:
a. Contracciones rítmicas cada tres minutos
b. El borramiento del cuello uterino
c. La administración de oxitocina a la mujer
d. Ninguna es correcta

875. Las gráficas ordinarias:
a. Se las conoce también como gráficas mensuales
b. Sirven para registrar los valores de las constantes vitales del paciente día a día
c. Permiten registrar hasta dos controles al día (mañana y tarde)
d. Todas las respuestas son correctas

876. El registro gráfico de los movimientos correspondientes a la ventilación pulmonar se conoce como:
a. Espirometría   b. Espirografía
c. Gasometría   d. Auscultación

877. En una gasometría arterial se determina en sangre:
a. Oxígeno   b. Ácido clorhídrico
c. Dióxido de carbono d. Son correctas A. y C

878. Dilatación patológica de la pared de los vasos sanguíneos:
a. Arteriosclerosis   b. Shock
c. Aneurisma   d. Síndrome varicoso

879. Distensión o agrandamiento irreversible de los espacios aéreos alveolares con destrucción de los tabiques interalveolares:
a. Atelectasia   b. Enfisema
c. Bronquiectasia   d. Neumonía

880. El movimiento de separación del miembro inferior derecho del plano medio-sagital se conoce como movimiento de:
a. Abducción   b. Adducción
c. Rotación   d. Flexión

881. El músculo que por su función se opone directamente a la acción de otro músculo se dice que es:
a. Agonista   b. Sinérgico
c. Antagonista d. Pronador

882. El proceso de formación del tejido óseo se conoce con el nombre de:
a. Osteólisis   b. Osteoporosis
c. Osteogénesis   d. Osteomalacia

883. Un ejemplo característico de una anfiartrosis es la articulación de:
a. La rodilla
b. Cadera
c. Sínfisis del pubis
d. Sacro-ilíaca

884. Posición para realizar una exploración rectal:
a. Posición de Roser
b. Decúbito lateral
c. Decúbito prono
d. Genupectoral

885. Localización más frecuente de úlceras por presión en encamados:
a. Espinas ilíacas
b. Tobillos
c. Región tibial
d. Trocánteres mayores y región sacra

886. Especialidad médica que estudia las enfermedades del Sistema Nervioso Central y periférico:
a. Neumología
b. Neurología
c. Psiquiatría
d. Reumatología

887. El primer signo en la formación de una úlcera por presión:
a. Eritema loca
b. Edema local
c. Exudado local
d. Escara

888. Para prevenir las úlceras por presión en los pacientes encamados:
a. Realizar cambios posturales cada 2 ó 3 h
b. Dieta rica en proteínas y vitaminas
c. Adecuado aporte de líquidos
d. Todas las respuestas son correctas

889. Respecto a la válvula pulmonar:
a. Es una válvula aurículo-ventricular
b. Es una válvula sigmoidea
c. Está localizada entre la aurícula y ventrículo derecho
d. Está situada entre la aurícula y ventrículo izquierdo

890. Uno de estos nutrientes cumple función reguladora en el organismo:
a. Vitaminas
b. Lípidos
c. Proteínas
d. Hidratos de carbono

891. Proceso de degradación general de unas moléculas en otras más pequeñas, en el conjunto de reacciones del organismo:
a. Catabolismo
b. Metabolismo basal
c. Anabolismo
d. Metabolismo total

892. Polisacárido de reserva animal:
a. La celulosa
b. El glucógeno
c. El almidón
d. La maltosa

893. Los ácidos grasos saturados se encuentran en gran cantidad en grasas:
a. De semillas
b. Animales
c. Aceite de oliva
d. Pescado azul

894. Entre las sondas que se nombran a continuación señala cual es la vesical:
a. Levin
b. Salem
c. Sengstaken-Blakemore
d. Foley

895. ¿Qué alimentos aportan proteínas de alto valor biológico?
a. Pescado azul
b. Carne de pollo
c. Lentejas
d. A. y B. son correctas

896. La actina y la miosina son:
a. Hormonas
b. Lípidos
c. Proteínas
d. Vitaminas

897. Un vector es:
a. Un objeto transmisor de gérmenes
b. Un ser animado transmisor de gérmenes
c. Un fómite
d. Ninguna respuesta es correcta

898. Se conoce como vía parental a:
a. La vía que administra el medicamento por vía IV
b. La vía que administra el medicamento por vía IM
c. La vía que administra el medicamento por vía subcutánea
d. Todas son correctas

899. Se produce por la falta de Yodo:
a. Raquitismo
b. Bocio
c. Pelagra
d. Anemia

900. Metabolismo basal es la energía..
a. ...que se gasta en un día normal
b. ...de los alimentos consumidos en un día
c. ...que se consume al hacer deporte
d. Nada de lo anterior es cierto

900

---

901. Quemadura con destrucción de tejidos y formación de una costra:
a. De primer grado
b. De segundo grado
c. De tercer grado
d. Entre primer y segundo grado

902. La estomatitis es inflamación:
a. de la mucosa gástrica
b. de la mucosa bucal
c. de las encías
d. del estómago

903. La hepatitis B se transmite:
a. Por jeringuillas
b. Por relaciones sexuales
c. Por el agua
d. Las respuestas A y B

904. Una aguja 30/7 indica
a. 30 cm de longitud y 7 mm de grosor
b. 30 mm de longitud y 7 décimas de milímetro de calibre
c. 30 mm de calibre y 7 mm de longitud
d. 30 décimas de milímetro de calibre y 7 mm de longitud

905. Las pinzas Doyen:
a. Son material de disección
b. Sirven para fijar compresas a los bordes de la herida quirúrgica
c. Son pinzas hemostáticas
d. Se utilizan como material de sutura

906. Suturas ¿Cuál de las siguientes se reabsorbe preferentemente y no es necesario quitar puntos?
a. Catgut
b. Seda
c. Agrafes
d. Polivinilo

907. El hueso esfenoides está en:
a. Cráneo
b. Mano
c. Cara
d. Pelvis

908. Para esterilizar un laringoscopio, podemos utilizar:
a. Horno Pasteur
b. Autoclave
c. Ebullición
d. Gas Plasma

909. A un paciente con fractura de pelvis lo colocaríamos en una cama:
a. Electrocircular
b. Ortopédica de Judet
c. Ortopédica reversible
d. Normal

910. Para fabricar los controles biológicos de esterilización se suelen usar:
a. Virus de la Hepatitis B
b. Bacillus stearotermóphyllus
c. Hongos
d. Esporas de protozoos parásitos

911. Para cortar un hueso, se utiliza:
a. Un bisturí
b. Una tijera Lister
c. Una cizalla
d. Un osteotomo

912. Sobre los músculos de fibra lisa:
a. Son de contracción voluntaria
b. Su contracción está regulada por el Sistema Nervioso Vegetativo
c. Forman parte de la musculatura esquelética
d. Forman parte de la musculatura cardiaca

913. Producen enzimas que intervienen en la digestión de las proteínas:
a. Hígado
b. Glándulas salivales
c. Esófago
d. Páncreas

914. Pico máximo de secreción de estrógenos, qué día del ciclo menstrual:
a. 1
b. 28
c. 14

915. La sialorrea es:
a. Presencia de grasa en heces
b. Hemorragia nasal
c. Significa lo mismo que halitosis
d. Aumento de la salivación

916. El eritema es:
a. El enrojecimiento de la piel
b. Pérdida de sustancia cutánea
c. Lesión sólida de la piel
d. Coloración amarillo verdosa de la piel

917. La presencia de gérmenes en la sangre se produce en:
a. Septicemia   b. Epidemia
c. Hemofilia   d. Hemoptisis

918. La fecundación del óvulo sucede en:
a. El endometrio   b. El ovario
c. El cuello uterino   d. La trompa

919. Emisión de orina en pequeñas cantidades y de forma repetida:
a. Disuria   b. Nicturia
c. Polaquiuria   d. Poliuria

920. Cuando aparece un edema generalizado con derrame en serosas, podemos definirlo como:
a. Ascitis   b. Enantema
c. Neumotórax   d. Anasarca

921. Indica la correcta
a. Melenas son heces sin coloración
b. Hematemesis es una hemorragia procedente de las vías respiratorias
c. Esteatorrea es la presencia de grasa en las heces
d. Rectorragia son heces negras y pegajosas

922. 'Falta de apetito':
a. Astenia   b. Caquexia
c. Apatía   d. Anorexia

923. El déficit de vitamina C produce:
a. Pelagra   b. Raquitismo
c. Escorbuto   d. Acromegalia

924. 'Infecciones de la vejiga urinaria':
a. Cistitis   b. Vesiculitis
c. Nefritis   d. Pielonefritis

925. Presión arterial máxima:
a. diastólica   b. sistólica
c. hidrostática   d. oncótica

926. Denominamos fecundación:
a. El desarrollo del embrión
b. La unión del óvulo y el espermatozoide
c. La salida del óvulo a la trompa
d. La formación del feto

927. Los ejercicios pasivos son los que el paciente:
a. Observa realizar a otros
b. Los realiza por sí mismo
c. Los realiza con fines relajantes
d. Los realiza con ayuda de otra persona

928. Antes de aplicar un vendaje, las articulaciones deben estar:
a. Extendidas
b. Flexionadas
c. Ligeramente flexionadas
d. Es indiferente la posición de la articulación

929. Antiséptico para el lavado quirúrgico de manos a nivel hospitalario es:
a. El jabón líquido neutro
b. El jabón con povidona yodada
c. Los compuestos clorados
d. El alcohol

930. Los leucocitos más abundantes de la sangre son los:
a. linfocitos   b. monocitos
c. neutrófilos   d. eosinófilos

931. Definimos TAQUIPNEA como:
a. Aceleración del pulso
b. Aceleración del ritmo cardiaco
c. Aceleración de la respiración
d. Deceleración de la PVC

932. La vena donde se toma la tensión:
a. Temporal   b. Radial
c. Humeral   d. Ninguna es correcta

933. Señale la sonda que no es gástrica:
a. Levin   b. Segstake
c. Nutrisoft   d. Foley

934. Para introducir a un enfermo un tubo endotraqueal debemos colocarle la cabeza:
a. Con hiperextensión   b. hacia la izquierda
c. hacia la derecha   d. recta

935. Respecto a la célula, orgánulos encargados de la síntesis proteica:
a. Lisosomas   b. Mitocondrias
c. Ribosomas   d. Ap. Golgi

936. El glucagón es una hormona producida por:
a. Tiroides   b. Páncreas
c. Adenohipófisis d. Cápsulas suprarrenales

937. El 'Drenaje Redón' actúa por:
a. Gravedad   b. Presión positiva
c. Difusión   d. Aspiración

938. Los lípidos ingeridos con la dieta aportan al organismo por gramo:
a. 4 Calorías   b. 7 Calorías   c. 9 Calorías

939. Un enfermo con problemas respiratorios y cardíacos se colocará en:
a. Posición de Sims izquierda
b. Posición de Roser
c. Posición genupectoral
d. Posición de Fowler elevada

940. Un vómito con sangre procedente del aparato digestivo se denomina:
a. Hemoptisis   b. Hematemesis
c. Vómito en posos de café   d. Melenas

941. NO es un drenaje simple:
a. de mecha   b. Penrose
c. de Tejadillo   d. Redón

942. El método de esterilización preferente para esterilizar material de goma como guantes, sondas, etc. es:
a. Autoclave   b. Glutaraldehido
c. Formol   d. Óxido de etileno

943. Fármaco constituido por sustancias sin acción farmacológica:
a. Excipiente   b. Placebo
c. Inofensivo   d. Principio activo

944. Cuando se administra una vacuna se produce inmunidad:
a. Artificial pasiva   b. Natural activa
c. Artificial activa   d. Natural pasiva

945. El aparato que se utiliza para medir la capacidad pulmonar se llama:
a. Espirómetro   b. Broncoscopio
c. Laringoscopio   d. Manómetro

946. La 'Pelagra' es una enfermedad por déficit de vitamina:
a. B1 o Tiamina   b. Ácido Fólico
c. B3 o Niacina   d. A

947. Las 'Cataratas' se producen por:
a. Infecciones del iris
b. Alteraciones de córnea
c. Alteración del cristalino
d. Alteración de la retina

948. Tensión arterial de 160/95 mm Hg,:
a. Hipertensión   b. Normotensión
c. Hipotensión   d. Taquicardia

949. Cuando se aisla a un enfermo 'Inmunodeprimido', estamos haciendo:
a. Aislamiento entérico
b. Aislamiento de contacto
c. Aislamiento respiratorio
d. Aislamiento protector o inverso

950. En caso de una 'enfermedad biliar' se recomienda dieta:
a. Blanda   b. Hiposódica
c. Hipersódica   d. Pobre en grasas

951. La 'Instilación vesical' consiste en:
a. Drenaje continuo de la vejiga
b. Lavado continuo de la vejiga
c. Técnica diagnóstica del aparato urinario
d. Introducción de una solución medicamentosa en la vejiga

952. Es material de 'Hemostasia':
a. Pinzas de Pean y Kocher
b. Separadores autorretentivos
c. Pinzas de Pean y Depresor Lingual
d. Pinzas de Duval y Michael

953. La trasmisión de la Hepatitis B se realiza principalmente por vía:
a. Digestiva   b. Parenteral
c. Tópica   d. Ótica

954. 'Purgar' un suero es:
a. Perfundir suero al paciente
b. Abrir la cámara de aire del sistema
c. Abrir la botella para eliminar el vacío
d. Quitar el aire al sistema

955. Se conoce como 'Criptorquidia' a:
a. Ausencia de uno o dos testículos en las bolsas escrotales
b. Inflamación testicular
c. Inflamación de la próstata
d. Repliegue excesivo del prepucio

956. La central energética celular es:
a. Retículo endoplasmático   b. Lisosomas
c. Ribosomas   d. Mitocondrias

957. Primera deposición del bebé:
a. Meconio   b. Lanugo
c. Muget   d. Vernix

958. La 'Pediculosis' son infestaciones producidas por:
a. Hongos   b. Protozoos
c. Bacterias   d. Parásitos

959. Respecto al Sistema Nervioso, indique la respuesta correcta:
a. La corteza cerebral está constituida por sustancia gris
b. Las fibras nerviosas se unen formando los nervios
c. En el bulbo raquídeo se encuentra el centro reflejo respiratorio
d. Son correctas todas las respuestas

960. ¿Para qué se utiliza una 'Férula'?
a. Para aspirar exudados
b. Para inmovilizar
c. Para realizar cambios posturales
d. Para realizar fisioterapia respiratoria

961. Son fármacos de acción local:
a. Jarabes   b. Pomadas
c. Colirios   d. Son correctas B y C

962. Por la válvula mitral la sangre pasa:
a. De la aurícula izquierda a la derecha
b. De la aurícula izquierda al ventrículo izquierdo
c. De la aurícula derecha al ventrículo derecho
d. Del ventrículo derecho a la aurícula derecha
e. Del ventrículo izquierdo a la arteria aorta

963. En la sangre:
a. A la parte sólida se le denomina plasma
b. Los glóbulos blancos se denominan también hematíes
c. Los hematíes intervienen en la coagulación sanguínea
d. Los glóbulos rojos transportan el oxígeno en la hemoglobina

964. Con respecto al tubo digestivo:
a. La ingestión se produce en el esófago
b. La absorción se produce fundamentalmente en el estómago
c. La digestión se produce en el colon
d. Ninguna es correcta

965. La orina está formada en su mayor parte por:
a. Urea   b. Ácido Úrico
c. Amoniaco   d. Agua

966. Penrose es material específico de:
a. Exploración   b. Sutura
c. Drenaje   d. Anestesia

967. Las hormonas son producidas por:
a. Las glándulas holocrinas
b. Las glándulas apocrinas
c. Las glándulas endocrinas
d. Las glándulas exocrinas

968. En el aparato respiratorio:
a. Los orificios que comunican las fosas nasales y la faringe se denominan ventanas nasales
b. La faringe forma parte de las cías respiratorias bajas
c. La epíglotis impide el paso del bolo alimenticio a la laringe durante la deglución
d. La glotis se encuentra situada en el interior de la faringe

969. Los islotes de Langerhans se encuentran en:
a. El hígado   b. El cerebro
c. El intestino   d. El páncreas

970. Las plaquetas:
a. Intervienen en el control de las hemorragias
b. Defienden al organismo en los procesos infecciosos
c. Tienen en su interior hemoglobina
d. Su déficit provoca anemia

971. Para realizar la higiene bucal a un paciente inconsciente ¿qué no prepararías?
a. Guantes   b. Toalla
c. Gasas   d. Cepillo dental

972. La lesión de la piel de contenido purulento se denomina:
a. Ampolla   b. Vesícula
c. Pápula   d. Pústula

973. El plano frontal divide al cuerpo en dos partes:
a. Izquierda y derecha   b. Anterior y posterior
c. Superior e inferior   d. Próxima y distal

974. Las células óseas que se encargan de la osteogénesis se denominan:
a. Osteoblastos   b. Osteoclastos
c. Osteoclitos   d. Osteocitos

975. La disminución de la matriz ósea del hueso recibe el nombre de:
a. Osteomalacia   b. Osteoporosis
c. Osteomielitis   d. Fibroma

976. Si 600 cc. de levulosa al 5% tienen que pasar cuatro horas. ¿Cuántas gotas tienen que pasar en un minuto?
a. 25   b. 50   c. 20   d. 60

977. Referente a la mecánica corporal, señala la respuesta INCORRECTA:
a. Al levantar un objeto pesado no hay que doblar la cintura
b. Se deben utilizar preferentemente los músculos de la espalda
c. Se debe ampliar la base de sustentación, separando los pies
d. Se debe trasladar el objeto manteniéndolo cerca del cuerpo

978. Las suturas del cráneo pertenecen a un tipo de articulación denominado:
a. Fontanelas   b. Anfiartrosis
c. Sinartrosis   d. Diartrosis

979. La presencia de aire en la cavidad pleural se denomina:
a. Pleuritis   b. Neumotórax
c. Asma   d. Ninguna es correcta

980. Disminución de leucocitos:
a. Leucemia   b. Leucopenia
c. Leucocitosis   d. Leucocitemia

981. Todos estos dispositivos o materiales EXCEPTO UNO, son métodos de administración de O2. Indícalo:
a. Gafas nasales   b. Sonda de Levin
c. Tienda de oxígeno   d. Mascarilla de oxígeno

982. La cavidad pleural es el espacio...
a. ..que ocupan los pulmones en la inspiración
b. ..que ocupan los pulmones en la espiración
c. ... existente entre los pulmones
d. ... existente entre la pleura visceral y parietal

983. Un signo es lo mismo que:
a. Un síndrome objetivo
b. Un síndrome subjetivo
c. Un síntoma objetivo
d. Un síntoma subjetivo

984. Las neuronas que transmiten el impulso nervioso desde el SNC a la periferia reciben el nombre de:
a. Sensitivas   b. Aferentes
c. Motoras   d. Ninguna es correcta

985. El foco desde el que se transmiten los gérmenes a un organismo vivo infectándolo se denomina:
a. Vía de salida
b. Fuente de infección
c. Mecanismo de transmisión
d. Vía de entrada

986. El aparato de Golgi está en:
a. Citoplasma   b. Cartioteca
c. Lisosomas   d. Ribosomas

987. Respecto a la técnica de recogida de orina de 24 horas
a. Es una técnica estéril
b. Se pide al paciente que recoja la orina desde la segunda micción del primer día
c. La segunda micción del primer día se deshecha
d. Todas son correctas

988. Alteración renal que cursa con inflamación del glomérulo:
a. Pielonefritis   b. Síndrome nefrótico
c. Tubulopatía   d. Glomerulonefritis

989. Prueba diagnóstica que mide los volúmenes de aire movilizados con los movimientos respiratorios:
a. Espirografía   b. Espirometría
c. Gasometría   d. Broncoscopia

990. ¿Cuál de las siguientes sondas se utiliza en el sondaje nasogástrico?
a. Rectal   b. Endotraqueal
c. Levin   d. Foley

991. Para facilitar el proceso de absorción, los principios inmediatos deben desdoblarse en elementos más sencillos que puedan atravesar la pared intestinal hacia la sangre. Así las proteínas se desdoblan en:
a. Glicéridos   b. Aminoácidos
c. Monosacáridos   d. Glicerina

992. La posición más adecuada para administrar enemas es:
a. Morestin   b. Decúbito lateral derecho
c. Roser   d. Sims

993. Un paciente que se encuentra en decúbito supino no es probable que sufra úlceras por presión en:
a. Talón   b. Rodillas   c. Sacro   d. Codos

994. A la eliminación de tejido desvitalizado hasta que se descubre tejido sano circundante se denomina:
a. Fricción   b. Desbridamiento
c. Disección   d. Regeneración

995. Influye en sufrir una infección:
a. La edad
b. El estado nutricional
c. Algunos tratamientos agresivos
d. Las tres cosas

996. El músculo estriado y voluntario es:
a. Liso   b. Esquelético   c. Cardiaco

997. El herpes simple es producido por:
a. Un virus   b. Una Ricketsia
c. Un hongo   d. Un prión

998. No es segregada por el páncreas
a. Lipasa   b. Amilasa   c. Lactasa   d. Tripsina

999. Válvula que comunica la aurícula izquierda con el ventrículo izquierdo:
a. Tricúspide   b. Mitral
c. Bicúspide   d. Las B y C

1000. NO se precisa para comprobar si la sonda nasogástrica se encuentra situada correctamente?
a. Esfigmomanómetro   b. Fonendoscopio
c. Jeringa de 50 ml   d. Radiografía de tórax

1000

1001. En el análisis macroscópico de esputo valoramos:
a. Color   b. Olor
c. Consistencia   d. Las tres

1002. Anuria es:
a. Ausencia de respiración
b. Ausencia de orina
c. Ausencia de pulso
d. Dificultad para respirar

1003. ¿Cuántas vías o luces tiene una sonda Sengstaken Blakmore?
a. 1   b. 2   c. 2 ó 3   d. 3

1004. Indique cuál no es una forma de administrar oxígeno:
a. Mascarilla facial   b. Cánula nasal
c. Catéter nasofaríngeo   d. Sonda gástrica

1005. Uno de los siguientes métodos de esterilización utiliza calor húmedo
a. Estufa Poupinel   b. Autoclave
c. Radiaciones gamma   d. Incineración

1006. Los ágrafes son un material de:
a. Síntesis   b. Disección
c. Exploración   d. Diéresis

1007. Salida de un órgano al exterior a través de una herida quirúrgica:
a. Dehiscencia   b. Evisceración
c. Distensión   d. Atelectasia

1008. En una herida abdominal grande utilizaría un drenaje:
a. En cigarrillo   b. Penrose
c. Redón   d. De tejadillo

1009. NO es imprescindible para realizar la higiene bucal en un paciente:
a. Guantes estériles   b. Batea riñonera
c. Pinzas de Kocher   d. Antiséptico bucal

1010. ¿En qué posición colocarías a un paciente que va a ser sometido a intubación endotraqueal?
a. Trendelemburg   b. Trendelemburg invertida
c. Litotomía dorsal   d. Roser

1011. ¿Cuál de los siguientes factores que predisponen a la aparición de úlceras por presión es intrínseco?
a. Fricción   b. Humedad
c. Déficit higiénico   d. Déficit nutricional

1012. ¿Cuál de las siguientes direcciones no depende directamente de la Gerencia?
a. Médica   b. Auxiliares
c. Enfermería   d. Gestión

1013. El 'DRUM' sirve para canalizar:
a. Una vena central desde un acceso periférico
b. Una vena central directamente
c. Una arteria central directamente
d. Una arteria central desde un acceso periférico

1014. No es necesario para la administración de oxígeno:
a. Humidificador   b. Caudalímetro
c. Manorreductor   d. Toma de vacío

1015. Falta de extensión o dilatación por colapso parcial del pulmón:
a. Ateletacsia   b. Neumonía
c. Bronquitis   d. Enfisema

1016. NO pertenece al equipo de intubación endotraqueal
a. Laringoscopio   b. Fiador
c. Sonda nasal   d. Pinzas de Magill

1017. Comunica la faringe con la tráquea:
a. Bronquios   b. Fosas nasales
c. Tráquea   d. Laringe

1018. El clapping es:
a. Una técnica de fisioterapia respiratoria
b. Se realiza siempre desde la parte superior a la inferior
c. Debe durar de tres a cinco minutos
d. Las respuestas A y C son correctas

1019. Forma el corpúsculo renal:
a. La nefrona
b. El asa de Henle y los vasos rectos
c. El corpúsculo de Malppighi y el asa de Henle
d. El glomérulo y la cápsula de Bowman

1020. Une el riñón con la vejiga urinaria:
a. La uretra
b. El uréter
c. El túbulo proximal
d. El túbulo distal

1021. Valores superiores altos de PCO2:
a. Hipoxemia
b. Hipoxia
c. Hipercapnia
d. Hipocapnia

1022. Para mejorar el riego sanguíneo en extremidades inferiores: posición:
a. Morestín
b. Roser
c. Trendelemburg
d. Sims

1023. Para el estudio de un paciente por los enfermeros, anamnesis es:
a. La exploración de un paciente
b. Los resultados del laboratorio
c. La documentación previamente recogida
d. Una entrevista verbal al paciente

1024. Una hormona hipoglucemiante es fundamentalmente:
a. El glucagón
b. La insulina
c. Los glucocorticoides
d. La adrenalina

1025. Membrana más externa que protege el Sistema Nervioso Central y que está en contacto con el hueso:
a. Aracnoides
b. Duramadre
c. Piamadre
d. Calota craneal

1026. Estructura del SNC responsable del equilibrio:
a. Cerebelo
b. Corteza cerebral
c. Lóbulo parietal
d. Bulbo raquídeo

1027. Exploración que permite la visualización directa del árbol bronquial:
a. Gastroscopia
b. Fibrobroncoscopia
c. Traqueostomía
d. Mediastinoscopia

1028. La aplicación de calor está contraindicada para:
a. Aliviar espasmos musculares
b. Reblandecer exudados
c. Acelerar los procesos de cicatrización
d. Cohibir hemorragias

1029. Una contusión es una lesión:
a. Traumática sin solución de continuidad en la piel
b. Traumática con solución de continuidad en la piel
c. Infecciosa de la piel

1030. Los orificios que presenta la pared de la aurícula izquierda son los de:
a. Las venas pulmonares
b. Las venas coronarias
c. Arteria aorta
d. Venas cavas

1031. Puede hacer pensar en la infección de la herida en un postoperado:
a. Calor y enrojecimiento de la zona del corte
b. Drenaje purulento de la herida
c. Dolor intenso en la zona de incisión
d. Todas ellas

1032. Drenaje de tipo colector:
a. El de Penrose
b. El de Kher
c. De tejadillo
d. Ninguna es verdadera

1033. El método cerrado en el cuidado de heridas se caracteriza por:
a. Realizar sólo limpieza y antisepsia de la zona
b. Mantenerla al descubierto una vez realizada la asepsia
c. Emplear un apósito estéril sobre ella tras su asepsia
d. Emplear esparadrapo para sellarla

1034. El periodo NEONATAL abarca:
a. Desde la concepción hasta las 40 semanas de gestación
b. Desde la 2ª semana de gestación hasta el 7º día tras el nacimiento
c. Las 4 primeras semanas de vida
d. El periodo fetal, parto y primer año de vida

1035. Volumen de orina producido por los riñones en 24 horas:
a. Diuresis
b. Isostenuria
c. Anuria

1036. El plano sagital medio divide el cuerpo humano en dos mitades:
a. Superior e inferior
b. Media y distal
c. Izquierda y derecha
d. Ventral y dorsal

1037. Uno de los criterios que estableció Barlett para realizar la Educación Sanitaria a enfermos es:
a. La individualización en la educación
b. El conocimiento no es necesario para modificar la conducta.
c. Los enfermos no exigen atención continuada
d. No se debe orientar al paciente sobre lo que debe hacer

1038. Al realizar un correcto aseo de la piel del anciano, no se pretende:
a. Conservar el buen estado de la piel.
b. Estimular la circulación sanguínea.
c. Refrescar al paciente
d. Activar el metabolismo basal

1039. Los ejercicios vesicales:
a. Mejoran la circulación sanguínea del anciano.
b. Evitan el dolor de cabeza del anciano
c. Evitan la incontinencia urinaria del anciano
d. Mejoran la función hepática del anciano

1040. ¿Qué es el luto?
a. Es el proceso a través del cual el duelo se resuelve o altera
b. Es una conducta obsesiva ante la muerte
c. Es un estado de incredulidad ante la muerte
d. Es el estado de una persona que ha experimentado la pérdida de un ser allegado

1041. El rigor mortis abandona el cuerpo tras la muerte al cabo de:
a. 48 h.
b. 24 h
c. 96 h
d. 15

1042. La Ergoterapia es una..
a. rehabilitación a través de trabajos no remunerados
b. actividad a través de actividades recreativas
c. rehabilitación en pacientes inmovilizados
d. rehabilitación a través de trabajos remunerados

1043. Respecto a la Terapia Ocupacional, ¿qué tres actividades son fundamentales en el anciano?
a. La bipedestación activa, las AVD y el programa terapéutico
b. Las AVD, el programa de rehabilitación y el programa terapéutico.
c. No son tres, sino dos, las AVD y el programa de rehabilitación.
d. La bipedestación activa, las AVD y el programa de rehabilitación

1044. En las unidades de Psiquiatría, los dispositivos más usados para la sujección mecánica utilizan un sistema:
a. Digital
b. Magnético
c. Manual
d. Eléctrico

1045. ¿Cada cuánto tiempo hay que realizar cambios posturales a un paciente con sujeción mecánica?
a. Cada vez que lo pida el paciente.
b. Cada 10-12 horas
c. Cada 2-3 horas
d. Cada 24 horas

1046. Proporcionar una dieta rica en fibras:
a. Es una medida no farmacológica de prevención del estreñimiento.
b. Es una medida farmacológica de prevención del estreñimiento.
c. Es una medida para ganar peso
d. Es una obligación del dietista prescribirla

1047. Un enema evacuante está contraindicado:
a. Si existe obstrucción intestinal.
b. Antes y después del parto
c. Para obtener muestra de heces.
d. En caso de estreñimiento

1048. Alimentos cuya composición principal son las proteínas y el calcio:
a. Energéticos
b. Plásticos
c. Reguladores
d. Light

1049. ¿Cuáles son dos determinaciones antropométricas en nutrición?
a. Peso y tamaño de pies
b. Talla y perímetro torácico
c. Perímetro braquial y pliegues cutáneos
d. Pliegues cutáneos y grosor del cuello

1050. Forma más frecuente de Diabetes mellitus
a. La diabetes tipo 1
b. La diabetes estacional
c. La diabetes tipo 2
d. La diabetes gestacional

1051. Son tipos de insulina:
a. Ultrarrápida, Rápida, Intermedia y Veloz
b. Ultrarrápida, Regular, NPH y Prolongada
c. Rápida, Regular, Intermedia y HPA
d. Rápida, NPH, Prolongada y Detenida

1052. La regulación de la temperatura corporal se lleva a cabo en:
a. El hígado   b. El hipotálamo
c. El cerebelo   d. Las axilas

1053. Arteria más usada para tomar pulso
a. Humeral   b. Braquial
c. Radial   d. Femoral

1054. Pertenece a las ABVD:
a. Continencia de esfínteres
b. Tomar medicación
c. Utilizar el transporte público
d. Realizar actividades lúdicas

1055. No se corresponde con la definición de geriatría:
a. Diagnóstico y tratamiento de enfermedades agudas y crónicas en el anciano
b. Recuperación funcional en el anciano
c. Trastornos y enfermedades de la vejez
d. Estudio científico de la vejez y de todos los fenómenos del envejecimiento en general

1056. Indique la correcta:
a. La escala de Pleiffer consta de cinco ítems y valora la capacidad funcional
b. El índice de Katz contiene seis ítems y valora las actividades avanzadas de la vida diaria
c. El índice de Barthel contiene diez ítems y la puntuación para máxima dependencia es 100
d. El MEC (Miniexamen cognoscitivo) de Lobo es una escala para la valoración del deterioro intelectual del anciano

1057. Las vitaminas liposolubles son:
a. Vitamina C, vitamina B1 y B6
b. Vitaminas B1, B2, B6 y B12
c. Vitaminas A, D, E y K
d. Vitaminas: Tiamina, Biotina, Acido Fólico y Niacina

1058. En la valoración física de un paciente con desnutrición no aparece:
a. Palidez en la conjuntiva
b. Cabellos frágiles
c. Uñas quebradizas
d. Parestesias

1059. En la alimentación por SNG es FALSO:
a. La dieta debe ser líquida a temperatura de 38o C a 40o C
b. Está contraindicado aspirar antes de iniciar la alimentación
c. Colocar al paciente en posición correcta 30o elevada la cabeza como mínimo y mantener en dicha posición 30-60 minutos tras la toma
d. Es necesario cambiar el equipo de infusión cada 24 horas

1060. Respecto al clapping, ¿cuál es INcorrecta?
a. Es un método de fisioterapia respiratoria
b. Es un método para estimular el apetito
c. Ayuda a expulsar las mucosidades
d. La percusión debe ser suave y rítmica

1061. Los cambios funcionales en el anciano producen:
a. Aumento de la masa muscular esquelética
b. Aumento de la sensibilidad a la sed
c. Dificultad para absorber la vitamina B12
d. Mayor elasticidad en los vasos sanguíneos

1062. Consecuencias de la inmovilización en el anciano:
a. Se favorece la circulación periférica
b. Se producen rigideces y contracturas
c. Aumenta la temperatura corporal
d. Aumenta la fuerza muscular al disminuir el grado de actividad

1063. ¿Dónde debemos situar las palas/electrodos de un desfibrilador externo semiautomático (DESA)?
a. Uno debajo de la clavícula derecha y el otro en el costado, a unos 10 cm por debajo de la axila
b. En los hombres, encima de cada tetilla y en las mujeres, al lado de estas
c. Uno en la espalda y otro en el pecho
d. Uno en cada hombro

1064. Señale la frase incorrecta:
a. En una situación de hemoptisis se debe colocar a la persona afectada en posición de semisentado
b. En una situación de epistaxis se debe colocar a la persona afectada en posición lateral de seguridad
c. En una situación de otorragia se debe colocar a la persona afectada en posición lateral de seguridad sobre el oído que no sangra
d. Ante una situación de hematemesis se debe colocar a la persona afectada en posición lateral de seguridad

1065. La actuación prioritaria ante una parada cardio-respiratoria sería:
a. Avisar a los servicios de emergencia
b. Colocar al paciente en posición lateral de seguridad
c. Comprobar el estado de conciencia
d. Iniciar el masaje cardíaco externo

1066. En el carro de parada no es imprescindible:
a. Ambú   b. Guantes
c. Sondas vesicales   d. Apósitos hidrocoloides

1067. NO es signo/síntoma de fractura:
a. El dolor   b. La deformidad
c. Los hematoma   d. La hipotermia

1068. Entre las causas de las caídas no se encuentra:
a. La disminución de la agudeza visual.
b. La anosmia
c. Los cuadros confusionales
d. La presbiacusia

1069. Dentro de las medidas preventivas para evitar las caídas en el anciano no se incluye:
a. Retirar los reposabrazos de las sillas
b. Colocar felpudos con topes antideslizantes
c. Colocar un asidero portátil a cada lado de la bañera
d. Colocar interruptores accesibles a la entrada de las habitaciones

1070. Las relaciones interpersonales no son eficientes cuando producen:
a. Empatía   b. Suspicacia
c. Respeto   d. Autenticidad

1071. Son actuaciones correctas ante una hemorragia:
a. La primera medida sería la aplicación de un torniquete en la zona afectada
b. Presionar la arteria femoral si la hemorragia se produce en el miembro superior
c. Controlar las constantes vitales
d. Presionar la arteria braquial colocando la mano sobre la ingle para detener la hemorragia

1072. Síntomas del shock hipovolémico
a. fiebre   b. pulso débil y acelerado
c. cetoacidosis   d. seborrea

1073. Son actuaciones correctas ante una quemadura:
a. Limpieza exhaustiva con solución yodada
b. Vacunación antitetánica: gammaglobulina antitetánica y/o toxoide
c. Almohadillar la zona quemada con vendas de algodón
d. Aplicar mercurocromo para evitar infecciones posteriores

1074. Entre los cuidados ante un cuadro de insolación no se debe:
a. Colocar a la persona afectada en posición de trendelenburg
b. Retirar del foco de calor
c. Aplicar compresas frías
d. Colocar a la persona afectada en posición de seguridad

1075. Cama que se utiliza en las unidades de grandes quemados::
a. Cama libro   b. Cama roto-test
c. Cama electrocircular   d. Cama de levitación

1076. Para la administración de un enema utilizaremos la posición:
a. Decúbito lateral   b. Decúbito ventral
c. Semifowler   d. Morestin

1077. Una de las siguientes precauciones generales en la administración de fármacos es incorrecta, señale cuál:
a. Administrar la dosis a la hora indicada
b. Anotar cada medicación administrada
c. Preparación y administración del fármaco por varias personas
d. Comprobar que el medicamento está ordenado y firmado

1078. La absorción de un fármaco no está condicionada por:
a. La liposolubilidad
b. La superficie de absorción
c. El flujo sanguíneo
d. Las afecciones a nivel renal

1079. Acerca de la epilepsia es FALSO:
a. Se debe a una descarga anormal en una parte del cerebro
b. Las más características son las tónico-clónicas
c. Su control farmacológico es complicado, ya que requieren de varios fármacos
d. Cuando no responde a tratamiento médico, se puede utilizar el quirúrgico

1080. Crisis epilépticas que cursan sin afectación de la conciencia:
a. Crisis parciales simples
b. Crisis parciales complejas
c. Petit Mal
d. Crisis Tónico-clónicas

1081. En la escala de Norton, ¿a partir de qué puntuación se considera un alto riesgo de formación de úlcera?
a. 12 ó menos b. 15 ó menos c. Entre 7 y 15

1082. En un paciente en decúbito lateral la zona con riesgo de sufrir úlceras por presión será:
a. Talón   b. Rodilla
c. Trocánter mayor d. Región sacra

1083. Los cambios posturales para evitar la aparición de úlceras por presión se deben hacer:
a. Cada 2 horas
b. Cada 4 horas durante el día y por la noche
c. Cada 6 horas en horario nocturno
d. Cada 8 horas

1084. De los siguientes términos, ¿Cuál hace referencia a la incapacidad para reconocer objetos o personas? :
a. Afasia   b. Apraxia
c. Agnosia   d. Ninguna de las tres

1085. En atención a personas con demencia es FALSO:
a. Procurar que el anciano esté activo el mayor tiempo posible
b. Evitar la rutina en las actividades cotidianas
c. No es preciso un régimen especial de comidas, pero sí un horario de comidas fijo
d. Los viajes no son aconsejables

1086. No es un síntoma de depresión:
a. La anhedonia
b. La agitación psicomotora
c. Las alucinaciones
d. La apraxia

1087. Es causa de incontinencia urinaria por rebosamiento
a. La atrofia vaginal
b. El prolapso uterino
c. La hipertrofia prostática.
d. La litiasis

1088. ¿Cuál de las siguientes actuaciones no es una finalidad del sondaje vesical?
a. La realización de lavados vesicales
b. La recogida de orina estéril
c. La realización de un balance de líquidos
d. Para tratamiento de infecciones urinarias

1089. Cuando hablamos de ropa de cama, se denomina entremetida a:
a. Una sábana especial para evitar caídas
b. Una forma especial de remeter los extremos de la sábana encimera
c. Una sábana colocada transversalmente, para remeter más fácilmente
d. Una forma especial de hacer la cama para personas agitadas

1090. Técnica correcta para hacer la cama de un paciente encamador:
a. Entre dos auxiliares de enfermería, colocándose cada uno a un lado de la cama, de forma que mientras uno hace su parte de la cama, el otro sostiene al enfermo
b. Entre dos auxiliares de enfermería, colocándose ambos en el mismo lado de la cama, de forma que mientras uno hace su parte de la cama, el otro sostiene al enfermo
c. No es función del auxiliar de enfermería hacer la cama ocupada
d. Trasladar al paciente a una camilla auxiliar y, posteriormente, proceder a hacer la cama

1091. Atendiendo al tipo de financiación de las residencias de mayores, qué denominación NO es correcta:
a. públicas   b. privadas
c. gratuitas   d. concertadas o mixtas

1092. Los Centros de día de mayores no tienen como objetivo:
a. El apoyo a los familiares
b. Favorecer la rehabilitación
c. La estancia de ancianos encamados
d. Demorar la institucionalización en residencias

1093. En relación con el envejecimiento, señalar qué frase no es correcta:
a. Es un proceso universal que afecta a todos los seres vivos
b. Es la suma de todos los cambios que se dan en el organismo con el paso del tiempo
c. Es una sucesión de modificaciones morfológicas, fisiológicas y psicosociales
d. Es una causa morbosa originaria de enfermedad

1094. La Crioterapia es un tratamiento..
a. para el dolor de cabeza
b. para la artritis
c. quirúrgico para las hemorroides
d. quirúrgico para las contracturas

1095. ¿Cuál es la unidad de energía empleada tradicionalmente en nutrición?
a. Caloría   b. Julio
c. Newton   d. Voltio

1096. En la posición de Fowler, la cabecera de la cama estará incorporada en un ángulo de cuántos grados:
a. 20   b. 25   c. 35   d. 45

1097. Por efectos secundarios de un fármaco entendemos:
a. Sólo los efectos indeseables
b. Los efectos inesperados
c. Cualquier efecto distinto al efecto principal
d. Sólo los efectos tóxicos

1098. Proceso de granulación de úlceras por presión. Cura más conveniente
a. Un buen desbridamiento de la úlcera
b. Realizar una cura seca
c. Realizar una cura húmeda
d. Ninguna de las anteriores es correcta

1099. Respecto a la técnica de recogida de orina de 24 horas:
a. Es una técnica estéril
b. Se recoge la orina desde la segunda micción del primer día
c. La segunda micción del primer día se desecha
d. Las tres son correctas

1100. ¿Cuál es una característica del anciano frágil?
a. Sufre una o varias enfermedades, que le producen algún riesgo de incapacidad
b. Sufre problemas mentales
c. Sufre una enfermedad aguda o crónica sin riesgo de incapacidad
d. Generalmente, es menor de 70 años

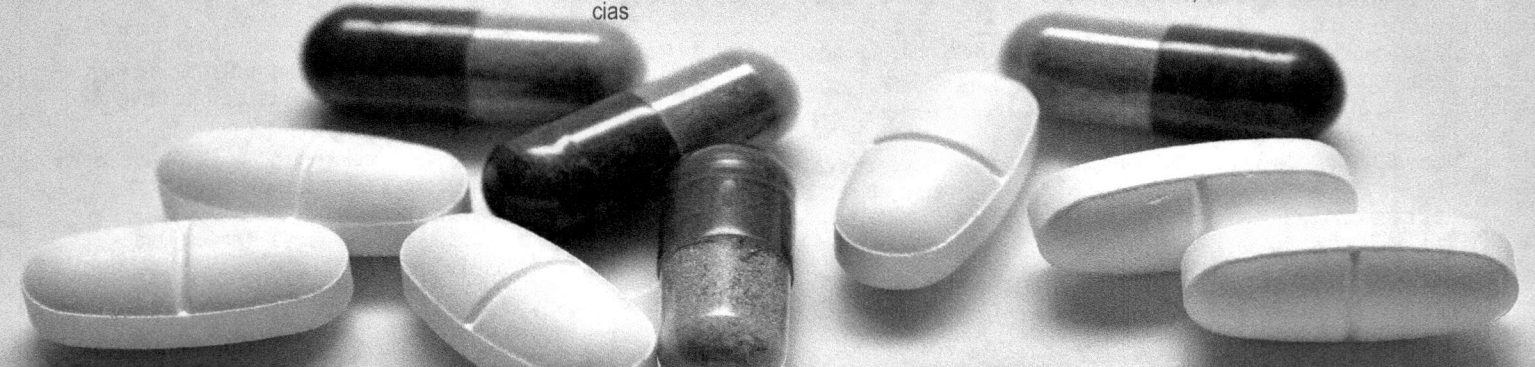

1101. Tres elementos fundamentales del proceso de la comunicación:
a. Destino, Codificación y Retroalimentación
b. Mensaje, Destino y Fuente
c. Fuente, Mensaje y Codificación

1102. La entrevista clínica es un medio:
a. indirecto de Educación para la Salud
b. directo de Educación para la Salud
c. unidireccional

1103. NO es necesario para la higiene bucal de un enfermo/a inconsciente
a. Toalla   b. Lubricante
c. Batea   d. Pasta dentífrica

1104. Márgenes de temperatura del agua adecuados para bañar a un anciano:
a. Entre 37 y 40 °C   b. Entre 35 y 41 °C
c. Entre 0 y 50 °C   d. Entre 15 y 35 °C

1105. Según la doctora Kübler-Ross, ¿qué dos períodos de depresión existen como etapas de aceptación de la muerte por parte del paciente?
a. Depresión activa y preparatoria
b. No se pasa por procesos de depresión
c. Depresión externa e interna
d. Depresión reactiva y preparatoria

1106. Es parte del procedimiento post-mortem:
a. Colocar al difunto en posición vertical
b. Cerrar los párpados y abrir la boca
c. Proceder a la higiene del cadáver
d. Colocar su identificación en el pie derecho

1107. En los programas de la Terapia Ocupacional, una de las funciones del Auxiliar de Enfermería es:
a. La restauración psicomotriz
b. Administrar el tratamiento prescrito por el médico rehabilitador
c. La reinserción laboral
d. A y C son correctas

1108. La cinesiterapia forzada está indicada para:
a. Actividades lúdicas   b. Alivio del dolor
c. Embarazos.   d. Traumatismo espinal

1109. ¿Cuándo se puede realizar la sujeción mecánica de un anciano?
a. Siempre
b. Nunca
c. Bajo prescripción facultativa
d. Por indicación del fisioterapeuta

1110. El llamado 'nudo para cuerda' se utiliza en la sujeción mecánica para:
a. La sujeción de muñeca o tobillo
b. La sujeción de la cabeza
c. Fijar la sujeción de rodillas
d. La sujeción de la cadera

1111. Es parte de la actuación de un auxiliar de enfermería para prevenir el estreñimiento en el anciano:
a. Los auxiliares no intervienen
b. Marcar el tratamiento
c. Extraer la masa fecal
d. Sentar al anciano en el inodoro después del desayuno y de la comida

1112. A un paciente se le ha colocado en la posición de Sims significa que:
a. Se le ha colocado acercando al paciente al lateral de la cama o a la cabecera de forma que la cabeza quede colgando
b. Se le ha colocado en decúbito supino
c. Se le va a aplicar un enema
d. Se le ha colocado en decúbito prono

1113. La dieta equilibrada proporciona:
a. Proteínas, vitaminas, minerales y enzimas
b. Calorías, proteínas, enzimas y vitaminas.
c. Vitaminas, calorías, fibras y minerales
d. Minerales, proteínas, calorías y vitaminas

1114. Una dieta blanda es:
a. Aquella en que se seleccionan alimentos pobres o carentes de grasas y fácil digestión
b. Aquella que utiliza alimentos blandos
c. Aquella en la que sólo se ingieren líquidos
d. Aquella en que se suministran alimentos de fácil digestión, pero con grasas para dar energía

1115. ¿Cuál de los siguientes no es un criterio de diagnóstico de diabetes según la Asociación Americana de Diabetes (ADA 1997)?
a. Glucemia plasmática al azar mayor o igual a 200 mg/dl y síntomas de diabetes.
b. Glucemia plasmática basal mayor o igual a 126 mg/dl
c. Glucemia basal alterada, si en ayunas está comprendida entre 110-126 mg/dl.
d. Glucemia post-prandial inferior a 110 mg/dl

1116. Hablamos de hipoglucemia cuando los niveles de glucosa..
a. ...son superiores a 50 mg/dl.
b. ...son inferiores a 50 mg/dl.
c. ...son superiores a 100 mg/dl.
d. ...se disparan

1117. Hablamos de eupnea cuando:
a. La frecuencia respiratoria en un adulto está entre 12-18 respiraciones por minuto
b. La frecuencia respiratoria en un adulto está por debajo de 12 respiraciones por minuto.
c. Hay dificultad respiratoria
d. Hay ausencia de respiración

1118. La gráfica de las constantes vitales del enfermo se incluye en:
a. El tratamiento   b. La historia clínica.
c. La historia vital d. El diagnóstico

1119. No pertenece a las escalas de valoración funcional:
a. Escala de Lawton
b. Índice de Katz
c. Escala de Incapacidad Física de Cruz Roja.
d. Escala de Pleiffer

1120. Señale la respuesta incorrecta en referencia a la Escala de Barthel:
a. La puntuación diez es para la máxima independencia.
b. Se utiliza para la valoración de A.I.V.D
c. Se utiliza para la valoración de A.V.D.B
d. Contiene diez ítems

1121. De las siguientes afirmaciones indicar cuál es la incorrecta:
a. Las escalas de A.V.D.B son de mayor utilidad en ancianos institucionalizados
b. Las escalas de A.I.V.D son más útiles para detectar los primeros grados de deterioro funcional del anciano en el domicilio
c. En las escalas de A.I.V.D se utilizan ítems relacionados con tareas aprendidas habitualmente por las mujeres
d. En las escalas de valoración de la salud mental se valoran conjuntamente la función cognitiva y afectiva

1122. Qué provoca qué:
a. déficit de vitamina A provoca escorbuto
b. déficit de vitamina D provoca pelagra
c. déficit de vitamina B1 provoca beri-beri
d. déficit de vitamina A provoca raquitismo

1123. En el anciano no es aconsejable aumentar la ingesta de:
a. Calcio   b. Sodio
c. Fibra   d. Proteínas

1124. Entre las complicaciones de la nutrición parenteral se encuentra:
a. Broncoaspiración   b. Náuseas y vómitos
c. Fiebre   d. Lesiones en tubo digestivo

1125. Causa inmovilidad en el anciano:
a. Traumatismos   b. Retención urinaria
c. Ulceras por presión d. Estreñimiento

1126. Cambios en las funciones intelectuales en el anciano. Cuál es FALSA:
a. Existe mayor deterioro de la memoria a corto plazo
b. Existe un aumento de sensibilidad
c. Existe una mayor adaptación a situaciones nuevas
d. Existe una disminución sensorial, consecuencia del envejecimiento

1127. Objetivos del ejercicio físico en los ancianos. Es FALSO que busquen:
a. Fortalecer y mejorar el tono muscular
b. Potenciar la musculatura
c. Aliviar el aburrimiento y reducir el aislamiento
d. Favorecer la autoestima

1128. Señale la incorrecta:
a. En la enfermedad crónica existen períodos de remisión y exacerbación
b. El envejecimiento es un proceso irreversible e inevitable
c. En el proceso del envejecimiento existen períodos de remisión
d. Los problemas del envejecimiento y la enfermedad crónica se influyen mutuamente

1129. Ante una herida grave no se debe:
a. Asegurar el mantenimiento de las constantes vitales
b. Extraer el cuerpo extraño que esté clavado
c. Traslado a un centro hospitalario
d. Contener la hemorragia

1130. Una hematemesis es:
a. Salida de sangre por la boca procedente de aparato digestivo
b. Presencia de sangre en la orina
c. Expectoración de sangre
d. Expulsión de sangre digerida por el recto

1131. NO se debe suspender la resucitación cardio-pulmonar:
a. Cuando comprobemos que existe pulso
b. Siempre que las maniobras se hayan iniciado pasados 10 minutos de la parada cardio-rrespiratoria
c. Cuando la persona haya manifestado legalmente su deseo de no iniciar maniobras de R.C.P
d. Cuando no haya retorno de la circulación ni respiración espontánea tras 30 min. de reanimación cardio-pulmonar adecuada

1132. Dentro de las medidas preventivas para evitar las caídas en el anciano NO se incluye:
a. Los cuidados podológicos
b. La corrección de déficits sensoriales
c. La utilización de zapatos estrechos, tacones y cordones
d. El evitar los reposabrazos en las sillas

1133. Causas extrínsecas de las caídas:
a. La hipotensión ortostática
b. Los suelos resbaladizos
c. El uso de fármacos hipnóticos
d. Los déficits sensoriales

1134. En relación al genograma señale la INcorrecta:
a. Informa acerca de las relaciones familiares con el entorno
b. Debe contener como mínimo tres generaciones
c. Es útil para la prevención, diagnóstico y tratamiento de los problemas de salud
d. Recoge información sobre las relaciones afectivas de la familia a estudio

1135. Es indicativo de la correcta cicatrización de una herida:
a. La inflamación de los bordes de la herida pasados los tres días
b. La formación de un queloide
c. La hemorragia
d. La formación de tejido de granulación

1136. Señale la respuesta correcta:
a. Para la valoración de la profundidad de las quemaduras se utiliza la regla de los 9
b. En la regla de los 9, la cabeza y el cuello representan el 9%
c. Para la valoración de la extensión de una quemadura, el factor edad no es influyente
d. En la regla de los 9, la extremidad superior representa el 18%

1137. Las quemaduras de tercer grado:
a. Son más dolorosas por su profundidad
b. Presentan flictenas
c. El tiempo de curación oscila entre diez y quince días
d. El tratamiento es siempre quirúrgico

1138. Un enfermo con hemorragia importante suele presentar como signos básicos:
a. Hipertensión, taquipnea y frialdad de piel
b. Taquicardia, hipotensión y taquipnea
c. Hipertensión, taquicardia y agitación
d. Hipotensión, bradicardia y frialdad de piel

1139. Son signos / síntomas de la insolación:
a. Náuseas y vómitos   b. Anhidrosis
c. Bradipnea   d. Hirsutismo

1140. No es un accesorio de la cama hospitalaria:
a. Los centinelas de cama   b. El pupitre
c. La férula de acero   d. La mitra

1141. La cama circoeléctrica se utiliza en pacientes cuya patología sea:
a. Lesión medular
b. Ulcera por presión
c. Insuficiencia renal
d. Problemas de retorno venoso

1142. Señale cuál de estos procesos no forma parte de la farmacocinética de un fármaco:
a. La absorción   b. La eliminación
c. La interacción   d. La metabolización

1143. No es un criterio de clasificación de los fármacos?
a. su forma de acción
b. su forma de administración
c. el tiempo que tardan en actuar
d. su composición química

1144. Durante un ataque convulsivo, ¿qué actuación no es correcta?
a. Aflojar las ropas
b. Poner en decúbito lateral
c. Administrar diazepan vía intravenosa
d. Instaurar siempre una cánula bucal

1145. En la escala de Glasgow ¿qué parámetro NO se valora?
a. Respuesta motora
b. Apertura de ojos
c. Movimientos respiratorios
d. Respuesta verbal

1146. Una úlcera afecta a piel, tejido subcutáneo y músculo. Es de:
a. Grado I   b. Grado II
c. Grado IV   d. Ninguno de las tres

1147. La escala de Norton utiliza los siguientes parámetros:
a. Estado general, estado mental, actividad, incontinencia e hidratación
b. Estado general, estado mental, movilidad, incontinencia y alimentación
c. Estado general, estado mental, movilidad, incontinencia y actividad
d. Ninguna de las anteriores es correcta

1148. De los siguientes factores favorecedores de úlceras por presión señale aquel que sea extrínseco:
a. Parálisis debidas a lesiones cerebrales o medulares
b. Fricción
c. Fallos circulatorios periféricos
d. Déficit de absorción de vitamina K

1149. Señala la INcorrecta:
a. El alcoholismo puede causar demencia
b. En la demencia existe sólo afectación de la memoria
c. La demencia constituye la causa principal de incapacidad a largo plazo en la tercera edad
d. El diagnóstico definitivo de la enfermedad de Alzheimer es la biopsia post-mortem del cerebro

1150. Dentro de las recomendaciones para la atención de personas con demencia, no es correcto:
a. Evitar la rutina en las actividades cotidianas
b. Colocar en lugar visible objetos que le ayuden a recordar y orientarse
c. Establecer un horario de comidas fijo
d. Utilizar siempre la misma secuencia al vestirse

1151. Entre las manifestaciones clínicas de las demencias NO se encuentra:
a. Las jergafraxias
b. La agnosia del espejo
c. La apraxia en el vestir
d. La orientación temporo-espacial

1152. Primera causa de incontinencia urinaria en la mujer:
a. Incontinencia de esfuerzo, estrés o tensión
b. Inestabilidad vesical primaria
c. Incontinencia urinaria por rebosamiento o paradójica
d. Alteración en la función de cierre uretral

1153. Para realizar un lavado continuo en situación de gran hematuria se usa:
a. La sonda de tres vías, tipo Foley.
b. La sonda de Pezzer
c. La sonda rígida
d. Ninguna sonda

1154. Orden correcto de la lencería al hacer una cama:
a. Colchón, entremetida, encimera, manta
b. Colchón, hule, encimera, colcha
c. Funda, bajera, encimera, manta, colcha
d. Colchón y funda, bajera, entremetida, encimera, manta, colcha, almohada y su funda

1155. NO es una característica de la cama hospitalaria:
a. Estar equipada con ruedas
b. Poseer un colchón articulado
c. Tener un sistema de freno para bloquearla
d. Los colchones deben ser duros

1156. Centros residenciales destinados a la estancia temporal o permanente de ancianos con autonomía y asistidos:
a. Centros de asistidos
b. Centros mixtos
c. Residencias de válidos
d. Centros de día

1157. De los siguientes objetivos en la atención a las personas mayores en las residencias geriátricas, decir cuál no es correcto:
a. Prevenir el incremento de la dependencia mediante terapias y programas adecuados
b. Controlar y seguir terapéuticamente las enfermedades y trastornos detectados
c. Fomentar los contactos con la familia y allegados de cada persona
d. Limitar el derecho al ejercicio de prácticas religiosas o políticas

1158. Como consecuencia del envejecimiento, se producen cambios en los órganos de los sentidos. Cuál NO:
a. Menor capacidad de acomodación visual
b. Disminución del número de papilas gustativas
c. El umbral medio para los tonos puros, aumenta con la edad para todas las frecuencias.
d. Aumento en la agudeza del sentido del tacto

1159. Título de la Constitución que trata de los Derechos y Deberes Fundamentales:
a. III   b. I   c. II   d. IV

1160. La posición de Roser consiste en:
a. Colocar al paciente en decúbito lateral
b. Acercar al paciente al lateral de la cama o a la cabecera apoyando la cabeza en un cojín blando
c. Acercar al paciente al lateral de la cama o a la cabecera de forma que la cabeza quede colgando
d. Acercar al paciente al lateral de la cama elevando la cabecera a 45°

1161. Es una causa principal de estreñimiento duradero en el anciano:
a. Diverticulitis
b. Disminución de la ingesta de líquidos
c. Depresión
d. Alteraciones neurológicas

1162. Ante una situación de enfermedad terminal estaría contraindicado:
a. Colocación de S.N.G si existe negativa a comer
b. Colocación de sondaje vesical si existe retención
c. Realizar cambios posturales cada 2 horas
d. Administración de enemas en caso de estreñimiento

1163. Hay más posibilidad de sufrir reacciones adversas en los ancianos:
a. En aquellos ancianos que tomen varios fármacos a un mismo tiempo
b. Más en los hombres que en las mujeres
c. Más en ancianos obesos, debido al aumento de la grasa total
d. Todas son falsas

1164. Prevención de úlceras por presión en ancianos encamados. Consiste en:
a. Administrar vitamina A a todos los ancianos mayores de 65 años
b. Movilización dos veces al día
c. Procurar no limpiar diariamente la piel para evitar la maceración
d. Practicar cuidados a la piel y movilizar

1165. En caso de pacientes encamados, se debe pinzar la sonda vesical al cambiar la bolsa recolectora de orina, para:
a. Evitar el derramamiento de orina
b. Evitar el reflujo de orina a la vejiga
c. Por higiene para el personal sanitario
d. Todas son incorrectas

1166. No es requisito que deba reunir una cama hospitalaria, una vez instalada en la habitación:
a. Ser accesible desde tres lados
b. No habrá fuente de luz frente a ella
c. No se pondrá debajo de una ventana ni muy cerca de la puerta
d. La distancia existente entre la cama y la pared lateral debe ser de 0,5 metros

1167. Se define asepsia como:
a. Consiste en utilizar productos químicos para intentar destruir los microorganismos contaminantes
b. Conjunto de técnicas utilizadas que garantizan la eliminación de microorganismos infecciosos, de los objetos, materiales, superficies etc
c. Conjunto de técnicas destinadas a eliminar a los artrópodos
d. Ninguna es cierta
e. Todas lo son

1168. Qué medidas importantes se toman en la desinsectación
a. Eliminar las basuras para evitar que aniden los artrópodos (moscas etc.)
b. Desecar las charcas donde ponen sus huevos (mosquitos) que están cerca de centros sanitarios
c. Los parásitos de la ropa se destruyen lavándola con agua caliente
d. Son ciertas la 1 y 2
e. Todas son ciertas

1169. Utilizar insecticidas de acción rápida, duradera y no tóxica para la especie humana y los animales, es una medida a tomar en
a. Asepsia   b. Antisepsia
c. Desinsectación   d. Infección

1170. Invasión y entrada en el organismo humano de agentes extraños vivos: bacterias, virus u hongos:
a. Asepsia   b. Antisepsia
c. Desinsectacion   d. Infección

1171. Entre los desinfectantes, se puede tomar como referencia la forma de actuar para destruir a los microorganismos
a. Su acción sobre la pared y las membranas celulares
b. Desarrollan su acción sobre las proteínas y las enzimas
c. Desarrollan sobre el núcleo celular
d. Ninguna es cierta
e. Son ciertas A, B y C

1172. Los diferentes niveles de desinfección que se pueden llevar a cabo en un hospital varían de los productos que se utilicen y su concentración
a. Desinfección de alto nivel
b. Desinfección de bajo nivel
c. Desinfección de nivel intermedio
d. Desinfección concomitante o concurrente
e. Son ciertas la 1, 2 y 3

1173. Es un compuesto bifenólico con acción bactericida que su mecanismo de acción consiste en atacar a las proteínas de las membranas celulares desnaturalizándolas y produciendo la muerte celular, corresponde
a. Povidona yodada
b. Hipoclorito sódico
c. Clorhexidina
d. Fenol y derivados
e. Alcohol

1174. Acción que consiste en suprimir los microorganismos patógenos existentes en la habitación del enfermo, ropa, manos, piel, etc.
a. Desinfección
b. Desinsectación
c. Asepsia
d. Esterilización
e. Ninguna es correcta

1175. De los procedimientos químicos, las propiedades de los aldehídos son
a. Es un importante bactericida
b. El formaldehído es un importante bactericida, se usa en estufa o cámara de fenol donde emite vapores a temperatura de 40º
c. El glutaraldehido 2% es un bactericida muy potente capaz de destruir también esporas, hongos y virus
d. Ninguna es cierta
e. Son ciertas la 1, 2 y 3

1176. Es material fungible
a. Bisturí
b. Cama
c. Tijeras
d. Material de vidrio
e. Son ciertas 1, 3 y 4

1177. El material inventariable, se caracteriza por
a. Tienen vida larga
b. Se deteriora con el uso
c. Forman parte del inventario del centro
d. Pueden ser desechables
e. Son ciertas la 1 y 3

1178. En la clasificación del material según su peligrosidad infectiva se clasifica en
a. Material fungible y material inventariable
b. Critico, semicrítico y no critico
c. Desinfectado, asepsia y antiséptico
d. Material fungible
e. Critico y semicrítico

1179. Pertenece al material 'no critico'
a. Prótesis de cadera b. Mascarillas
c. Orinales d. válvulas cardiacas

1180. De los métodos de acción de los procedimientos desinfectantes, del grupo de los procedimientos físicos podemos enumerar
a. Hervido o ebullición
b. Pasterización
c. Flujo laminal
d. Antisépticos
e. Son ciertos 1,2 y 3

1181. El agua sola no moja bien, el detergente le ayuda a mojar y colabora a romper la tensión superficial de la misma ¿cuál es la propiedad del detergente que permite esta opción?
a. Poder humectante
b. Dispersión
c. Suspensión
d. Ninguna es cierta

1182. Propiedad del óxido de etileno:
a. Es un bactericida
b. Se encuentra en estado de gas
c. Es muy utilizado en los hospitales
d. Puede ser cancerígeno, teratogénico
e. Todas son ciertas

1183. En el caso de la limpieza de la ropa de la cama, las bolsas van según el color de la actuación hospitalaria
a. Bolsa roja: ropa muy manchada
b. Bolsa blanca: ropa operatoria
c. Bolsa roja: ropa sucia simplemente
d. Bolsa blanca: ropa sucia simplemente
e. Bolsa amarilla: ropa sucia simplemente

1184. En la limpieza del material e instrumental clínico, hay que hacerlo con:
a. Agua caliente y jabón
b. Agua fría y jabón
c. Todas son falsas
d. Se sumerge en solución antiséptica con agua caliente
e. Solución antiséptica con agua fría

1185. A la técnica de desinfección que consiste en introducir instrumentos en una solución desinfectante durante cierto tiempo, se le denomina
a. Loción b. Brumas
c. Inmersión d. Pulverización

1186. Para realizar la técnica de pasterización se debe alcanzar la temperatura de (grados):
a. 150 b. 125 c. 68 d. 75

1187. NO es un eslabón de la cadena epidemiológica
a. Ciclo reproductivo
b. Fuente de infección
c. Reservorio
d. Mecanismo de transmisión

1188. Antigenicidad:
a. Grado o cantidad de enfermedad que puede producir el agente causal
b. La capacidad del agente para extenderse
c. Capacidad para multiplicarse el agente causal en los tejidos, dando o no lugar enfermedad
d. Capacidad para provocar una enfermedad
e. La habilidad de un agente causal para producir reacción inmunológica local o general

1189. Un elemento que actúa en la cadena epidemiológica como fuente puede ser en otro caso reservorio o mecanismo de transmisión
a. Esto no es cierto
b. El suelo puede ser reservorio o mecanismo de transmisión
c. Sólo en algunos casos
d. Siempre
e. Son ciertas la 2 y 3

1190. 'Portador convaleciente'
a. Aquél que elimina gérmenes no patógenos
b. Elimina el microorganismo antes de que aparezca la enfermedad que suele estar incubando
c. Ha padecido una enfermedad contagiosa que ha curado completamente pero elimina gérmenes durante tres meses siguientes,
d. Persona colonizada pero no infectada
e. Todas son ciertas

1191. 'Sujeto sano susceptible":
a. Aquel que elimina gérmenes no patógenos
b. Toda sujeto sano y capaz de enfermar
c. Es el último eslabón de la cadena epidemiológica
d. Son ciertas la 2 y 3
e. Todas son ciertas

1192. El baño del niño se hará a diario, en horario regular y con una duración de 5 a 7 min. Temperatura del agua:
a. 36ºC b. 37ºC c. 25ºC d. 35ºC e. 22ºC

1193. Temperatura ambiental mientras se lleva a cabo el baño del niño
a. 22-23 b. 22-24 c. 22-25 d. 21-23

1194. Higiene del cordón umbilical: una es FALSA:
a. El desprendimiento del cordón umbilical tiene lugar a la semana de vida
b. El cordón se debe mantener limpio y seco en todo momento
c. El cordón se trata como una herida
d. Se debe emplear para curar povidona yodada
e. No se debe sumergir al niño en agua para evitar la infección a nivel de la herida umbilical

1195. Esta formada por células epiteliales y no posee vasos sanguíneos ni terminaciones nerviosas:
a. Dermis b. Epidermis
c. Melanita d. Estrato corneo

1196. La queratina es una proteína que protege la capa superficial de la piel en las abrasiones y además es
a. Permeable al agua
b. Impermeable al agua
c. Ninguna es cierta
d. La parte mas superficial y externa de la piel
e. Son ciertas la 2 y 4

1197. Desde el punto de vista histológico podemos diferenciar en la epidermis varios estratos, desde la superficie hasta la parte profunda, pero una es FALSA:
a. Estrato córneo
b. Estrato granuloso
c. Estrato espinoso
d. Estrato basal o estrato germinativo
e. Estrato basal o estrato evolutivo

1198. En el estrato basal hay otros tipos de células, que migran hacia la dermis y dan lugar a:
a. Glándulas sudoríparas
b. Glándulas sebáceas
c. Folículos pilosos
d. Las tres

1199. La melanina se forma a partir de:
a. Estrógenos b. Prolactina
c. Cortisol d. Tiroxina

1200. Contiene terminaciones nerviosas para el calor, frío, dolor y presión
a. Epidermis b. Dermis
c. Glándulas sebáceas d. Ninguna es cierta

1200

1201. Las glándulas sudoríparas están distribuidas por todas las regiones de la piel excepto
a. Cara   b. Tímpano   c. Oído   d. Pies

1202. Las glándulas apocrinas están restringidas en:
a. Axilas
b. La aureola mamaria,
c. El conducto auditivo externo,
d. Los parpados
e. Todas son ciertas

1203. No existen en la palma de las manos ni en la planta de los pies y son muy abundantes en la cara y cuero cabelludo, son
a. Glándulas sudoríparas   b. Pelo
c. Uñas   d. Glándulas sebáceas

1204. Las glándulas ecrinas desembocan directamente en la piel y se distribuyen por toda la superficie corporal, excepto:
a. Labios
b. Glande
c. La superficie interna del prepucio
d. Los labios menores
e. Todas son ciertas

1205. Son glándulas andrógeno dependientes las...
a. apocrinas   b. ecrinas
c. sebáceas   d. sudoríparas

1206. Las faneras están formadas por
a. Glándulas sudoríparas
b. Glándulas sebáceas
c. Pelo
d. Uñas
e. Todas son ciertas

1207. Placas corneas rectangulares unidas al lecho ungueal:
a. Pelo
b. Glándulas sudoríparas
c. Glándulas sebáceas
d. Uñas

1208. La queratina es responsable de la dureza característica de la uña, y además se puede decir que es rica en:
a. Sodio   b. Potasio   c. Azufre   d. Cloro

1209. Más o menos esférica, de más de 2 cm. de diámetro, superficial, que se traduce en una elevación firme, con o sin límites definidos y de un color igual o diferente de la piel, se refiere a
a. Quiste   b. Roncha
c. Nódulo   d. Tumor

1210. Lesión en forma de pequeña lesión cutánea elevada de paredes finas, de contenido líquido y tamaño inferior a 0,5 cm
a. Quiste   b. Tumor
c. Goma   d. Vesícula

1211. De las definiciones sobre el acné hay una que no es cierta
a. Es una enfermedad de origen multifactorial y de base seborreica
b. Se puede definir como una enfermedad inflamatoria crónica
c. Entre las causas, trastornos gastrointestinales relacionados con el déficit de enzimas
d. Los factores hormonales y genéticos predisponen a la aparición de lesiones acneicas en el aparato pilosebáceo de la piel
e. Se producen como consecuencia o debido a la evolución sufrida por lesiones primarias

1212. Entre el material que mencionamos para que el paciente realice el baño o ducha, uno está incompleto
a. Una toalla   b. Pijama o camisón
c. Bata   d. Zapatillas

1213. La temperatura de la habitación para la realización del baño al paciente encamado será de (ºC)
a. 18   b. 24   c. 20   d. 21   e. 37

1214. Cuál es la zooparasitosis mas frecuente
a. Pediculosis   b. Sarna
c. Tiña   d. Pediculosis pubis

1215. Sobre la tiña o dermatofitos:
a. Es una infección (micosis cutánea. producida hongos
b. Afecta a la piel, las uñas, pelos y cabello
c. Es una infección de alta contagiosidad y se produce en forma de epidemia
d. En las zonas cubiertas de pelo, cuero cabelludo producen zonas de alopecia
e. Son ciertas A, B y D

1216. Sobre los tumores malignos
a. Epitelioma basocelular no produce metástasis
b. Epitelioma espinocelular, puede aparecer sobre piel sana
c. Epitelioma espinocelular puede dar metástasis
d. Melanoma son tumores malignos derivados de los melanocitos mas frecuentes en mujeres
e. Todas son ciertas

1217. La atención especializada:
a. Es la puerta de entrada ordinaria de la población al sistema sanitario
b. Se lleva a cabo en los centros de salud
c. Su acceso es restringido ya que se produce por indicación de los profesionales del equipo de atención primaria
d. Sus funciones son la promoción de la salud, la prevención de la enfermedad y la resolución de los problemas de salud más frecuentes

1218. Documento de la historia clínica de atención primaria en que se registran los datos relativos a la tensión arterial de un hipertenso
a. Gráfica de constantes vitales
b. Hoja de evolución
c. Hoja de monitorización de datos
d. Hoja clínico-estadística

1219. Es documento sanitario clínico:
a. Formulario P10
b. Hoja de interconsulta
c. Impreso de derivación
d. Parte EDO

1220. Determinante de la salud al que se destina mayor dotación económica:
a. Medio ambiente   b. Biología humana
c. Estilo de vida   d. Asistencia sanitaria

1221. En una población de 5.000 habitantes, 150 han fallecido, de los cuales 50 eran mayores de 50 años:
a. El índice de Swaroop es 33,3%
b. La tasa de mortalidad general es 3‰
c. El índice de Swaroop es 1%
d. La tasa de mortalidad general es 20‰

1222. Señala la correcta:
a. Una persona está sana cuando puede trabajar y participar en la vida social de la comunidad donde vive
b. Cuando se altera su entorno, la persona cae enferma
c. El equilibrio saludable se fundamenta en las adaptaciones orgánicas de las personas al medio ambiente
d. Todas son ciertas

1223. La etapa de evaluación del proceso de atención de enfermería es:
a. Analizar el estado de salud del paciente
b. Llevar a cabo las actividades propuestas en el plan de cuidados de enfermería
c. Analizar el logro de los objetivos, valorar el plan de cuidados de enfermería y la satisfacción del paciente
d. Registrar el resultado obtenido en la hoja clínico-estadística del paciente

1224. NO es una función del técnico en cuidados auxiliares de enfermería:
a. Llevar la cuña al enfermo
b. Colaborar en la administración de medicamentos por vía oral y parenteral
c. Colaborar en la recogida de datos termométricos
d. Trasladar comunicaciones verbales y escritas

1225. El artículo 16 de la ley 41/ 2002 de autonomía del paciente recoge:
a. El personal sanitario que accede a los datos de la historia clínica en el ejercicio de sus funciones queda sujeto al deber de secreto
b. El personal administrativo que elabora o tenga acceso a la información y documentación clínica está obligado a guardar la reserva debida
c. El personal que accede a los datos de la historia clínica en el ejercicio de sus funciones queda sujeto al deber de secreto
d. El personal sanitario que elabora o tenga acceso a la información y documentación clínica está obligado a guardar la reserva debida

1226. Documento que registra la entrada y salida de los materiales y, por lo tanto, controla la cantidad de existencias almacenadas:
a. Punto de pedido   b. Ficha de almacén
c. Inventario permanente   d. Depósito activo

1227. Los guantes de látex estériles se clasifican como material:
a. Fungible desechable
b. Fungible reutilizable
c. Inventariable
d. Tipo C

1228. Los melanocitos de la piel se localizan en:
a. la dermis papilar   b. la epidermis
c. la dermis reticular   d. el estrato basal

1229. Respecto a los colutorios:
a. Llevan los mismos principios activos que las pastas dentífricas
b. Llevan concentraciones más altas de principios activos que las pastas dentífricas
c. Pueden utilizarse como sustitutivo de la higiene dental
d. No son útiles para la higiene bucal

1230. Aseo bucal de paciente encamado:
a. Si el paciente está inconsciente, se le colocará la cabeza sobre una almohada
b. Si el paciente está intubado, se realizará igual que al paciente inconsciente
c. Si el paciente tiene dentadura postiza, se la retirará con una gasa
d. Si no está contraindicado, se elevará la cabecera de la cama

1231. En la formación de las úlceras por presión, ¿qué factores intrínsecos predisponen?
a. La fricción   b. La presión
c. El sobrepeso   d. La humedad

1232. ¿Qué zona está en riesgo de sufrir una úlcera por presión, si el paciente está en decúbito lateral?
a. El acromion   b. Los codos
c. El sacro   d. El talón

1233. Escala Norton para la valoración de las úlceras por presión, se considera riesgo evidente (puntos):
a. 16 o menos   b. 14 o menos
c. 12 o menos   d. 11 o menos

1234. El apéndice xifoides está en:
a. El hueso maxilar   b. La clavícula
c. El esternón   d. La cintura pélvica

1235. Los músculos flexores:
a. Disminuyen el ángulo de una articulación
b. Elevan una parte del cuerpo
c. Aumentan el ángulo de una articulación
d. Descienden una parte del cuerpo

1236. El hueso vómer se encuentra en:
a. cráneo   b. cara
c. miembro superior   d. miembro inferior

1237. En una de estas posiciones debe colocarse al paciente con la cabeza colgando:
a. Fowler   b. Morestin
c. Roser   d. Litotomía

1238. Proceso de formación del hueso:
a. Osteoporosis   b. Osteogénesis
c. Osteopenia   d. Neosteosis

1239. Paciente con una temperatura de 38,7º c. tiene:
a. Febrícula   b. Fiebre ligera
c. Fiebre alta   d. Fiebre moderada

1240. Válvula que une la aurícula derecha con el ventrículo derecho:
a. Válvula mitral   b. Válvula tricúspide
c. Válvula aórtica   d. Válvula semilunar

1241. El intercambio gaseoso ocurre en:
a. Bronquios
b. Tráquea
c. Membrana alveolocapilar
d. Fosas nasales

1242. En la vía tópica, el fármaco se administrará:
a. Sobre la piel y mucosas del organismo
b. Atravesando la piel del organismo
c. Atravesando las mucosas del organismo
d. En el tejido celular subcutáneo del organismo

1243. En oxigenoterapia, 'dispositivo que mide la presión a la que se administra el oxígeno':
a. Caudalímetro
b. Humidificador
c. Manómetro
d. Bombona o "bala de oxígeno"

1244. Respecto a la determinación de oxígeno en la sangre:
a. Hablamos de hipoxemia cuando los valores de presión parcial de oxígeno están por debajo de 98 mmHg
b. Llamamos hipercapnia a valores de presión parcial de dióxido de carbono superiores a 10 mmHg
c. La pulsioximetría es una técnica que mide la saturación de oxígeno de la hemoglobina
d. La determinación de gases en sangre, en situaciones de hipoxemia, se realiza mediante gasometría venosa

1245. ¿Qué dispositivo de ventilación utilizaré si el paciente puede respirar por la nariz?
a. Cánula de traqueotomía
b. Tubo endotraqueal
c. Gafa o cánula nasal
d. Respirador volumétrico

1246. Respecto a la aspiración de secreciones traqueo-bronquiales:
a. Utilizaré guantes desechables no estériles
b. Utilizaré una sonda nasogástrica estéril
c. La presión de vacío ha de superar los 300 mmHg
d. La aspiración no debe mantenerse más de 10-15 segundos

1247. ¿Qué estructura anatómica transporta sangre oxigenada?
a. Ventrículo derecho   b. Arteria pulmonar
c. Aurícula derecha   d. Vena pulmonar

1248. Paciente encamado. Para administrar un enema, lo colocaremos en:
a. Trendelemburg   b. Fowler
c. Sims   d. decúbito supino

1249. Se clasifica dentro del grupo de los alimentos plásticos o estructurales
a. Pescado   b. Aceite
c. Verduras   d. Cereales

1250. Dieta terapéutica basada en la modificación de la consistencia:
a. baja en purinas   b. hipocalórica
c. blanda   d. baja en colesterol

1251. ¿Cuál de los siguientes pasos en el protocolo de actuación de cambio de bolsa de ostomía es INcorrecto?
a. Lavarse las manos con agua y jabón
b. Ponerse los guantes y explicar al paciente lo que se le va a hacer
c. Retirar la bolsa de abajo a arriba
d. Limpiar el estoma con agua y jabón neutro en forma circular

1252. Uno de los siguientes nutrientes no aporta energía:
a. Glúcidos   b. Proteínas
c. Lípidos   d. Vitaminas

1253. Para comprobar la correcta colocación de una sonda nasogástrica:
a. Exploración abdominal en donde se palpa la sonda a nivel del epigastrio
b. Insuflación de aire a través de la sonda, comprobando su entrada mediante auscultación en epigastrio
c. Mediante la observación minuciosa del abdomen, apreciándose el trayecto correcto
d. Comprobación mediante laparoscopia de la presencia de jugo gástrico

1254. La reabsorción activa de sodio y pasiva de cloro, y la secreción de potasio, se lleva a cabo en:
a. Túbulo contorneado proximal
b. Asa de Henle
c. Túbulo contorneado distal
d. Túbulo colector

1255. PH de la orina:
a. 4,8 a 7,5   b. 5,7 a 8,4
c. 7,8 a 9,5   d. 4,2 a 6,7

1256. Indica la correcta:
a. Los uréteres son dos tubos, de aproximadamente 20 cm de longitud
b. Las paredes de los uréteres constan de dos capas
c. El extremo inferior de los uréteres entra en la vejiga por la cara anterior
d. Los uréteres tienen un trayecto retroperitoneal

1257. Respecto a los cuidados post mortem, es falso que haya que realizarlos..
a. ...antes de que aparezca el rigor mortis
b. ...después de que el médico haya firmado el certificado de defunción
c. ...con: guantes, bata, mascarilla y gorro
d. ...identificando al fallecido únicamente, sobre la sábana

1258. Está indicada la maniobra de Heimlich:
a. En los primeros auxilios si observamos fracturas desplazadas
b. En el taponamiento de heridas contusas
c. En la obstrucción de vías aéreas por cuerpos extraños
d. En el caso de una epistaxis

1259. Si durante el protocolo de actuación de la reanimación cardiopulmonar básica en un adulto, el paciente se recupera, a continuación:
a. Administrar dos insuflaciones de rescate
b. Disminuir la frecuencia de las compresiones torácicas ajustándolas a un ritmo de 15:2
c. Colocar a la víctima en decúbito lateral de seguridad
d. Suministrar una ampolla de 1 mg de adrenalina

1260. Ante una quemadura:
a. Pinchar la ampolla para drenar el líquido
b. Aplicar ligera capa de pasta dentífrica
c. Usar algodón impregnado en alcohol
d. Enfriar la zona con abundante agua

1261. El índice de Apgar indica el nivel de adaptación del recién nacido:
a. Al minuto y a los cinco minutos de nacer
b. A la hora del nacimiento
c. A las veinticuatro horas del nacimiento
d. A las cuarenta y ocho horas del nacimiento

1262. Está ligada al envejecimiento:
a. Disminución de la talla
b. Aumento paulatino del peso a partir de los 60 años
c. Descalcificación progresiva más frecuente en el varón
d. Aumento del sentido del gusto, especialmente de lo salado y lo dulce

1263. Tiempo estimado para la retirada de puntos, tras la sutura
a. Al segundo día   b. Entre 4 y 5 días
c. Entre 7 y 10 días   d. Entre 15 y 20 días

1264. El autoclave esteriliza por método:
a. Físico por calor seco
b. Físico por calor húmedo
c. Químico por gases
d. Químico por líquido

1265. El control biológico de esterilización para el oxido de etileno es:
a. Bacillus cereus
b. Bacillus pumillis
c. Bacillus subtilis
d. Bacillus stearothermophilus

1266. Una ulcera por decúbito infectada por 'clostridium difficile' que tipo de precaución de aislamiento requerirá:
a. de transmisión por gotas
b. de transmisión aérea
c. de transmisión por contacto
d. de transmisión inversa

1267. Son factores de riesgo de las infecciones respiratorias los pacientes:
a. Con sonda Foley
b. Intubados
c. Psiquiátricos
d. Con úlceras por presión

1268. La hepatitis B es producida por :
a. Una bacteria   b. Un hongo
c. Un virus   d. Un parásito

1269. El lavado higiénico de manos debe realizarse:
a. Entre paciente y paciente
b. Antes de una intervención quirúrgica
c. Después de quitarse los guantes
d. Las respuestas a y c son correctas

1270. Sobre el uso de guantes estériles:
a. En todo el proceso de colocación siempre habrá que tener en cuenta contactar estéril con estéril
b. Se considera la parte estéril de los guantes a su parte interna
c. Las manos cuando estén lavadas se consideran estériles
d. Los guantes se empaquetan con los puños doblados hacia dentro

1271. La eliminación de una mascarilla de un enfermo con tuberculosis, como residuo sanitario infeccioso, entra dentro del grupo:
a. 1   b. 2   c. 3   d. 4

1272. Enuresis:
a. Micción durante el sueño
b. Imposibilidad de orinar
c. Dolor al orinar
d. Deseo de orinar

1273. La adultez media se caracteriza esencialmente por :
a. Asumir y aceptar los cambios sexuales
b. El primer trabajo
c. La jubilación
d. Ser periodo de gran productividad

1274. Etapa que se caracteriza por fuertes cambios corporales (crecimiento, maduración sexual…), psicológicos (cuestionamiento de la identidad personal, cambios de actitudes y valores…) y sociales (reforzamiento de las relaciones con amigos, parejas, relaciones sexuales…):
a. La infancia   b. La adolescencia
c. La madurez   d. La senectud

1275. Las teorías conductistas del desarrollo, parten de las ideas de:
a. Freud
b. Piaget
c. Vygotsky y Wallon
d. Watson, Pavlov, y Skinner

1276. Respecto a la comunicación:
a. Es lo mismo oír que escuchar
b. Oír implica mostrar interés y atención. Escuchar es un proceso sensorial
c. Escuchar implica mostrar interés y atención. Oír es un proceso sensorial
d. Las respuestas A y C

1277. Constituye el autoconcepto de cada persona
a. La estima, la imagen que proyectamos y el comportamiento que tienen con nosotros
b. La autoestima, la autoimagen corporal y el comportamiento que tenemos con los demás
c. La autoestima, la autoimagen corporal y mental; y la conducta para con nosotros mismos, es decir el autocomportamiento
d. La valoración o aprecio que nos tienen los demás, la autoimagen corporal; y la conducta para con nosotros mismos, es decir el autocomportamiento

1278. Una conducta asertiva se basa en:
a. Decir lo que se piensa, sin agresividad y con respeto hacia los demás
b. Ser sincero y agresivo si es necesario para imponer nuestras ideas
c. Anteponer los criterios e ideas de los otros a los propios
d. Decir lo que se piensa de forma camuflada para no herir sentimientos, manipulando la conversación si fuera necesario

1279. La OMS define la 'salud' como el..
a. bienestar físico del individuo, y no sólo la ausencia de enfermedad
b. estado de la persona fisiológicamente sano
c. estado completo de bienestar físico, psíquico y social, y no sólo la ausencia de enfermedad
d. estado físico, psíquico y social de la persona

1280. La ansiedad ante la enfermedad, es un síntoma:
a. Somático
b. Emocional
c. Social
d. Corporal

1281. El hecho de que un niño enferme, hace que éste:
a. Se sienta invulnerable
b. Siga sintiendo que todo lo puede
c. Tome conciencia del riesgo y del peligro
d. Se sienta fuerte y omnipotente

1282. El auxiliar de enfermería trabaja en equipo:
a. Multidisciplinar, en el que trabajan independientemente según sus funciones definidas en el Estatuto de los Trabajadores
b. De enfermería, con trabajos perfectamente delimitados e independientes
c. En el que intervienen distintas disciplinas y en la que cada profesional complementa a los demás
d. En ocasiones contadas, según lo indique la División de Enfermería

1283. Es función del auxiliar de enfermería:
a. La colocación de un cateterismo periférico
b. La administración de antibióticos vía intramuscular
c. La colaboración en el control de las infecciones
d. La colocación de una sonda Malecot

1284. La predisposición del auxiliar de enfermería para comportarse de una manera determinada, según sus sentimientos, valores, creencias y experiencias, es su..
a. Actitud
b. Aptitud
c. Capacidad intelectual
d. Empatía

1285. Es una función relacional del auxiliar de enfermería:
a. El control de los almacenes de ropa
b. La revisión del carro de curas
c. La esterilización del material
d. La higiene del paciente

1286. La anorexia nerviosa se caracteriza por actuar como si se estuviera sana, no aceptan la enfermedad. Esto significa que:
a. Es un mecanismo de defensa denominado represión
b. Es una estrategia psicológica denominada negación
c. La persona no está realmente enferma
d. Sufre una reacción emocional denominada racionalización

1287. Ante la pérdida de salud sentimientos como la tristeza, apatía y pérdida de la capacidad de disfrutar. son de tipo:
a. Neuróticos
b. Maníacos
c. Regresivos
d. Depresivos

1288. Un paciente tiene una actitud agresiva porque lleva muchas horas esperando a ser atendido, y además cuando le informan de su patología lo hacen con un trato incorrecto y utilizando términos médicos que no entiende. esta reacción se debe esencialmente a:
a. La desinformación
b. Otras experiencias de enfermedad vividas
c. La especificidad de la relación asistencial
d. Un trastorno de la personalidad que sufre

1289. La vivencia de la enfermedad depende de:
a. Factores internos como el tipo de enfermedad que se sufre y externos como el ambiente familiar
b. Factores internos como las relaciones familiares y externos como el ambiente social y cultural del enfermo
c. Factores internos como las experiencias ya vividas y externos como la economía de la persona
d. Factores internos como la edad de la persona y externos como la gravedad de la enfermedad

1290. En cuanto el dolor y el sufrimiento humano:
a. Van asociados. Aparecen los dos síntomas siempre que hay enfermedad
b. Muchas enfermedades no conllevan dolor pero si algún nivel de sufrimiento
c. Significan lo mismo en la enfermedad
d. El concepto de dolor abarca más elementos que el sufrimiento, ya que depende de la actitud emocional del sujeto

1291. La salud pública analiza cómo organizar determinadas medidas:
a. Dirigidas al medio biológico, físico y social
b. Que tienen como objetivo la protección, promoción, prevención, restauración y rehabilitación de la salud
c. Tomadas por los gobernantes
d. Todas son ciertas

1292. El proceso que capacita a los individuos y a la comunidad para aumentar su control sobre los determinantes de su salud y, por tanto, mejorarlas es la definición según la OMS de:
a. Promoción de la salud
b. Prevención de la enfermedad
c. Educación para la salud
d. Salud pública

1293. Entre los objetivos de la estrategia global de salud para todos en el año 2000 en Europa que publicó la OMS en 1981, se considera esencial:
a. El desarrollo de una atención primaria accesible a todos los ciudadanos
b. La promoción de estilos de vida saludables
c. La realización de actividades sanitarias, educativas y sociales para prevenir enfermedades
d. Todas son ciertas

1294. La prevención secundaria busca:
a. Evitar los problemas de salud antes de que ocurran
b. Diagnosticar y tratar de forma precoz para limitar el desarrollo de la dolencia y reducir el riesgo de recurrencia y las secuelas
c. Conseguir que cuando la enfermedad o sus secuelas no pueden ser eliminadas completamente, causen el mínimo de incapacidad
d. Potenciar el nivel de salud de toda la población en su vida cotidiana

1295. Señala la INcorrecta:
a. La prevención tiene como objetivo la conservación de la salud evitando los problemas de salud o controlando las enfermedades
b. Los programas de vacunación son una medida de prevención
c. La educación para potenciar una alimentación equilibrada, la lactancia materna y la regulación de las condiciones de los alimentos para evitar la obesidad son medidas preventivas
d. La OMS propone que la prevención debe basarse en una atención especializada adecuada

1296. Miedo o angustia a las multitudes:
a. Obsesión
b. Trastorno adaptativo
c. Fobia
d. Manía

1297. Entre los trastornos de tipo psicótico se encuentra:
a. Fobia a la luz
b. Autismo infantil
c. Anorexia nerviosa
d. Dislexia

1298. Los trastornos de personalidad, se pueden presentar como:
a. Demencias
b. Alucinaciones
c. Pérdida de la realidad
d. Agresividad

1299. Un paciente dice oír voces que le incitan al suicidio. Sufre:
a. Trastorno conductual
b. Alucinación
c. Déficit cognitivo
d. Desviación psicosexual

1300. El paciente es ingresado contra su voluntad y por requerimiento judicial, su hospitalización es:
a. Voluntaria
b. Involuntaria
c. Forzosa
d. Ilegal

1300

1301. El alcoholismo es una:
a. Deformación congénita
b. Actividad social
c. Tóxicodependencia
d. Patología psíquica aguda

1302. Según la OMS "*La ciencia y el arte de impedir la enfermedad, prolongar la vida y fomentar la salud mediante el esfuerzo organizado de la comunidad para que el individuo y la comunidad se encuentren en condiciones de gozar de su derecho natural a la salud y a la longevidad*" **es la definición de:**
a. Salud comunitaria
b. Salud pública
c. Promoción de la salud
d. Protección de la salud

1303. Hipócrates:
a. Pertenece al siglo de oro (s. XVII)
b. Crea hospitales militares para atender a los heridos en los campos de batalla
c. Realiza grandes avances en materia de higiene y salud pública
d. Trata la enfermedad como un problema orgánico, diagnosticable y tratable

1304. No es propio de la piel:
a. Recepción y transmisión de impulsos nerviosos de carácter sensorial
b. Adaptación del organismo a las fluctuaciones térmicas
c. Proteger de las radiaciones solares mediante la producción de sudor
d. Síntesis de vitamina D a partir de la luz ultravioleta

1305. ¿Cuál de estas capas de la piel es mas profunda?
a. Dermis papilar   b. Dermis reticular
c. Epidermis   d. Hipodermis

1306. Por su forma, el húmero se clasificaría como hueso:
a. corto   b. largo   c. irregular   d. plano

1307. Cuántos pares de costillas tenemos
a. 14   b. 13   c. 12   d. 11

1308. Ortopnea es:
a. Aumento de la frecuencia respiratoria
b. Incapacidad de respirar en posición horizontal
c. Respiración con sibilantes
d. Dificultad al respirar

1309. Tasa normal de oxígeno en el aire atmosférico:
a. 10 %   b. 21 %   c. 50 %   d. 80 %

1310. Dientes encargados de aplastar y triturar los alimentos:
a. Los incisivos
b. Los caninos superiores
c. Los caninos inferiores
d. Los molares

1311. ¿En qué parte del intestino desemboca el conducto colédoco?
a. En el colon   b. En el duodeno
c. En el yeyuno   d. En el íleon

1312. La primera acción ante un accidentado es seguir el protocolo denominado 'conducta P.A.S.' que consiste en adoptar las siguientes medidas de primeros auxilios:
a. Preguntar, Actuar, Sanar
b. Proteger, Avisar, Socorrer
c. Protocolizar, Auxiliar, Situar
d. Prevenir, Aliviar, Solucionar

1313. Cambios fisiológico característico del puerperio
a. Rotura del saco amniótico
b. Presencia de loquios
c. Dilatación del útero
d. Aparición de vómitos

1314. Las precauciones de aislamiento estándar se aplican en:
a. Piel intacta.   b. Sudor
c. Sangre   d. Pelo

1315. En el sarampión que tipo de precauciones de aislamiento deberemos utilizar:
a. Precauciones de transmisión por gotas
b. Precauciones de transmisión aérea
c. Precauciones estándar
d. Las respuestas b y c son correctas

1316. La rama de la Psicología que estudia los cambios del ser humano a lo largo de su vida es la psicología...:
a. conductual   b. evolutiva
c. sociocultural   d. psiquiátrica

1317. En el proceso de la comunicación, el elemento que envía el mensajes:
a. El emisor   b. El receptor
c. La información   d. El contexto

1318. Cuando en el proceso de la enfermedad, se establecen los síntomas de forma clara, de tal forma que se puede realizar un diagnóstico y un tratamiento, nos encontramos:
a. Al comienzo de la enfermedad
b. En la fase de estado o desarrollo
c. En la cronificación de la enfermedad
d. En la resolución de la enfermedad

1319. El auxiliar de enfermería se comportará con el enfermo:
a. Dando poca información sobre los procedimientos a seguir. Es lo mejor para el paciente
b. Con educación, simpatía y respeto. Se le informará del procedimiento a realizar
c. Dando información únicamente a los familiares, seguir los protocolos de actuación y no hablar con el paciente
d. Con educación, simpatía y respeto. No se le dará información de los procedimientos a seguir para no generar ansiedad en el paciente

1320. Cuando ante la pérdida de salud, con el tiempo los mecanismos de defensa fallan:
a. Aparecen la angustia, la depresión y la agresividad
b. Aparecen estrategias racionales para intentar aceptar la situación
c. Entran en un proceso de negación
d. Las respuestas b y c son correctas

1321. La educación para la salud busca:
a. Insertar en la comunidad la idea de la salud como un valor fundamental
b. Reducir el riesgo de recurrencia de algunas enfermedades
c. Reorientar los servicios sanitarios para lograr una corresponsabilidad de la promoción de la salud entre los profesionales, los individuos, la comunidad, las administraciones y los gobiernos
d. Todas las respuestas son objetivos de la educación para la salud

1322. Elaboración del programa de una actividad de educación para la salud. Cuál es FALSA:
a. Se analiza la situación y se determinan prioridades y objetivos
b. Se seleccionan actividades, material, tecnología educativa y métodos
c. Se ejecuta el programa y se evalúa
d. No es una función del técnico en cuidados auxiliares de enfermería colaborar en su ejecución

1323. Función del auxiliar con los pacientes psiquiátricos. Debe:
a. Ser igual que con el resto de pacientes
b. Despersonalizar el trato con el paciente
c. Tratarles como si fuesen niños
d. Adoptar frialdad afectiva

1324. El tratamiento de un trastorno mental es con psicofármacos es:
a. psicoterápico   b. con psicoanálisis
c. psicoconductual   d. psiquiátrico

1325. Según la Ley 8/1997, el procedimiento de acceso de los ciudadanos a los servicios sanitarios de cobertura pública garantizará el principio de:
a. igualdad efectiva   b. solidaridad
c. reciprocidad   d. publicidad

1326. Ausencia de materia séptica, o estado libre de infección:
a. Contrasepsia   b. Antisepsia
c. Asepsia   d. Ninguna de las tres

1327. ¿Puede la enfermera delegar en algunos casos en el/la auxiliar de enfermería, la administración de medicación, rectal, oral o tópica?
a. Sí puede delegar en algún caso este tipo de medicación
b. Siempre puede delegar
c. No puede delegar
d. Sólo en unidades de cuidados intensivos

1328. No es característica de un buen detergente:
a. Poder humectante   b. Poder solubilizante
c. Poder antidispersante   d. Ser biodegradable

1329. La posición de Antitrendelenburg también se llama:
a. Rose   b. Fowler   c. Morestin   d. Sims

1330. Examen radiológico de la vesícula biliar con contraste:
a. Cistouretrocolangiografía
b. Colecistocolangiografía
c. Pielografía intravenosa
d. Urografía con contraste

1331. Instrumento de exploración utilizado para visualizar las fosas nasales
a. Otoscopio   b. Estetoscopio
c. Espejo laríngeo   d. Rinoscopio

1332. Utiliza el frío como agente terapéutico:
a. Helioterapia   b. Hidroterapia
c. Crioterapia   d. Electroterapia

1333. ¿Quién establecerá los mecanismos que garanticen la autenticidad del contenido de la historia clínica y de los cambios operados en ella, así como la posibilidad de su reproducción futura?
a. Los Servicios de Salud
b. Los Centros de Salud
c. Las Comunidades Autónomas
d. Las Administraciones Sanitarias

1334. En el momento de la contratación de un trabajador, según la ley de prevención de riesgos laborales, el empresario deberá garantizar que cada trabajador reciba una formación:
a. Sólo teórica pero suficiente
b. Sólo práctica
c. Solo a nivel informativo
d. Teórica y práctica, suficiente y adecuada en materia preventiva

1335. Los libros de trabajo de Excel, contienen por defecto:
a. Tres hojas de trabajo (Hojas 1, 2 y 3)
b. Solo una hoja de trabajo (Hoja1)
c. Dos hojas de trabajo, la que se trabaja y la oculta (Hoja 0)
d. Solo la hoja donde se trabaja

1336. Para medir el aclaramiento de creatinina, se debe recoger:
a. Orina con técnica estéril y de medio chorro
b. Orina de 24 horas
c. Sangre venosa
d. Contenido gástrico

1337. Una de estas vías de administración de fármaco es mediata o indirecta
a. Subcutánea   b. Intradérmica
c. Subungual   d. Intramuscular

1338. ¿Cuál de estas muestras puede mantenerse a temperatura ambiente?
a. Exudado conjuntival   b. Esputo
c. Coprocultivo   d. Líquido cefalorraquídeo

1339. En la colocación de los electrodos en un electrocardiograma (ECG), corresponde al miembro inferior izquierdo el color:
a. Negro   b. Verde   c. Rojo   d. Amarillo

1340. Presencia constante de una enfermedad transmisible en una zona geográfica determinada:
a. Epidemia   b. Pandemia
c. Esporádica   d. Endemia

1341. Son enfermedades de transmisión sexual:
a. Sífilis, uretritis, otitis
b. Sarna, sinusitis, hepatitis
c. Sida, herpes genital, chancro blando
d. Condiloma acuminado, vulvovaginitis, epicondilitis

1342. La cánula nasal administra oxígeno, ¿en qué concentración?
a. Menores del 40%   b. Mayores del 60%
c. Mayores del 80%   d. Entre el 50% y 60%

1343. Los fómites son:
a. Insectos que actúan como transportadores de enfermedades
b. Las gotitas expulsadas al toser
c. Son lo mismo que los vectores
d. Seres inanimados, contaminados, que transmiten infección

1344. En la aspiración de secreciones traqueobronquiales:
a. No hace falta colocarse guantes
b. Se realizará con las máximas condiciones de asepsia
c. No precisan condiciones de asepsia
d. La sonda de aspiración desechable se puede esterilizar una vez usada

1345. 'Apéndice xifoides', está en:
a. La escápula   b. El esternón
c. El intestino grueso   d. Ninguna las tres

1346. Enfermedad profesional:
a. La contraída por los trabajadores por cuenta ajena, tanto en el trabajo como en casa
b. La que está relacionada solo con los trabajadores de la salud
c. La contraída con ocasión del trabajo realizado por cuenta ajena y en las actividades establecidas
d. Cualquier enfermedad contraída por trabajadores que trabajan por cuenta ajena

1347. Enfermedad infecciosa que un paciente puede adquirir durante su hospitalización, y que inicialmente no tenía:
a. Bacteriana   b. Transmisible
c. Nosocomial   d. Infectable

1348. La cama en la que hay un paciente, pero que no la ocupa en el momento de hacerla se llama:
a. Ocupada   b. Abierta
c. Quirúrgica   d. Cerrada

1349. La posición de elección para los pacientes con hernia de hiato es la de:
a. Genupectoral   b. Morestin
c. Trendelenburg   d. Sims

1350. Según la forma de la gráfica, 'temperatura que va ascendiendo y descendiendo paulatinamente':
a. Ondulante A   b. Recurrente
c. Intermitente   d. Remitente

1351. Cuando el paciente está en bipedestación y puede caminar, a veces será necesario el empleo de medidas auxiliares como:
a. Andadores
b. Cuando el paciente mantiene la bipedestación no necesita ninguna ayuda
c. La ayuda del personal de enfermería
d. Las respuestas A y C son correctas

1352. Temperatura ambiental recomendada para la unidad del paciente (en grados centígrados):
a. 30-32   b. 26-27   c. 18-20   d. 20-22

1353. La enfermedad profesional provocada por radiaciones ionizantes pertenece al grupo de riesgo de agentes:
a. Químicos   b. Físicos
c. Biológicos   d. Cancerígenos

1354. Ejemplo típico de anfiartrosis es la articulación de:
a. Cadera   b. Rodilla
c. Sacro-ilíaca   d. Sínfisis de pubis

1355. Es una contraindicación de la lactancia materna:
a. Consumo de drogas
b. Reducción de alergias
c. Ahorro de dinero

1356. El espacio de la habitación, el mobiliario y el material que utiliza cada paciente durante su estancia es:
a. Unidad de día
b. Sala de hospitalización
c. Unidad del paciente
d. Unidad de enfermería

1357. Los preparados comerciales alimenticios tienen la ventaja de que...
a. Su composición es constante y conocida
b. Tienen un valor nutritivo completo
c. El riesgo de contaminación es menor, pues no se manipulan
d. Todas las anteriores son ciertas

1358. Los cuidados post mortem:
a. Se efectúan una vez el médico firma el certificado de defunción
b. No se debe manipular el cadáver en presencia de los familiares o de otros pacientes
c. Hay que prestar los cuidados antes de que aparezca el rigor mortis y después de retirar el cadáver todos los apósitos sucios, vendajes, sondas
d. Todas las anteriores son correctas

1359. En el recién nacido, el baño por inmersión debe evitarse hasta que:
a. Se desprenda el cordón umbilical (entre los 7-10 primeros días)
b. Se puede realizar desde el primer día de vida
c. Se realiza cuando desaparece la ictericia fisiológica
d. Ninguna de las anteriores

1360. Colchón que no emplearías en la prevención y tratamiento de úlceras por presión:
a. Alternating   b. De muelles
c. De esferas fluidificado   d. De agua

1361. ¿En qué posición debe estar un paciente en la cama para administrarle alimentación por sonda nasogástrica?
a. Decúbito supino   b. Trendelenburg
c. Decúbito lateral derecho d. Fowler

1362. La técnica de la doble bolsa se utiliza para:
a. Control de esterilización
b. Desinfectar el material del paciente
c. Retirar objetos o desperdicios de una habitación de aislamiento
d. Todas las respuestas son correctas

1363. En cuanto al orden del lavado en el paciente lo último en lavar será:
a. Las nalgas y espalda   b. Piernas y pies
c. Región genital   d. Cara

1364. Dieta que proporciona todos los componentes esenciales de la nutrición, sin variación importante:
a. Hiperproteica   b. Hipercalórica
c. Basal   d. Blanda

1365. Aislamiento indicado en pacientes con alguna enfermedad que se contagia por excretas o heces infectadas:
a. Respiratorio   b. Estricto
c. Cutáneo-mucoso   d. Entérico

1366. Cuando preparamos el material para llevar a cabo el rasurado de un paciente prequirúrgico debemos incluir entre otros (indicar la FALSA):
a. Equipo de afeitar (maquinilla de afeitar desechable, solución jabonosa)
b. Guantes desechables
c. Glutaraldehido al 2%
d. Dos toallas

1367. El valor energético de los nutrientes que se utiliza en los cálculos dietéticos es el propuesto por Atwater. ¿Cuál es INCORRECTA?
a. 1 gr. de glúcidos - 4 kilocalorías
b. 1 gr. de proteínas - 4 kilocalorías
c. 1 gr. de lípidos - 4 kilocalorías
d. 1 gr. de alcohol etílico - 7 kilocalorías

1368. Desinfección concomitante. Debe llevarse a cabo mientras el paciente:
a. Se somete a pruebas diagnósticas
b. Siempre que el médico estime necesario
c. Termina el periodo de aislamiento
d. Permanece ingresado

1369. Son documentos de la historia clínica hospitalaria:
a. Autorización de ingreso
b. Informe de anatomía patológica
c. Aplicación terapéutica de enfermería
d. Todas las anteriores son correctas

1370. Tipo de lavado de manos indicado si se va a realizar un sondaje urinario:
a. Quirúrgico   b. Antiséptico
c. Higiénico   d. No es necesario

1371. NO se da en un ataque epiléptico:
a. Risa histeriforme   b. Rigidez
c. Convulsión   d. Recuperación

1372. El personal que elabore o tenga acceso a la información y a la documentación clínica de un paciente:
a. Puede comentar los datos en cualquier sitio, ya que es personal autorizado
b. Solo se puede divulgar dentro del centro de trabajo
c. Está sujeto al deber de secreto profesional
d. Puede comentarlos con cualquier persona cercana al paciente

1373. La historia clínica:
a. Debe ser única (al menos en cada centro sanitario que se es atendido), acumulativa e integrada en un único expediente
b. El registro debe ser veraz, completo, claro y legible
c. Puede utilizarse para campos como el docente, la investigación, la gestión sanitaria, el jurídico
d. Todas son correctas

1374. La recogida de muestras para coprocultivo debe realizarse:
a. Con torunda estéril
b. En recipiente estéril debidamente etiquetado
c. Enviar directamente al laboratorio para su análisis
d. Todas son ciertas

1375. Zona anatómica de un adulto en que se debe hacer la compresión en una reanimación cardiopulmonar:
a. Tercio inferior del esternón
b. Apéndice Xifoides
c. Tercio superior del esternón
d. Parrilla costal izquierda

1376. En caso de obstrucción de la vía respiratoria por alimentos en adultos, ¿qué maniobra se debe realizar?
a. Lasegue   b. Valsava
c. Heimlich   d. Kocher

1377. La enfermería de hoy en día entiende al ser humano como un ser:
a. Social   b. Bio-psico-social
c. Biológico   d. Ninguna de las tres

1378. El olor particular del aliento en algunas enfermedades es:
a. Un signo   b. Un síntoma
c. Un síndrome   d. Ninguna de las tres

1379. En relación con el hemocultivo:
a. Deben realizarse 3 extracciones para tomar 3 muestras de sangre
b. Cada extracción se efectúa con un intervalo de 50 a 70 minutos
c. Requiere que el paciente guarde reposo
d. Determina las concentraciones de gases

1380. Las quemaduras que forman flictenas (ampollas), y son dolorosas, pues afectan a las terminaciones nerviosas son de grado:
a. 1º   b. 2º   c. 3º   d. 4º

1381. La OMS denomina 'indicadores indirectos de la salud' a:
a. Tasa de mortalidad infantil
b. Índice de Swaroop
c. La vivienda
d. Todas las anteriores son correctas

1382. La toma de muestra de un exudado faríngeo se lleva a cabo:
a. Torunda estéril, pasándola por la zona afectada
b. Con asa de siembra sin esterilizar
c. Con jeringa que contenga un medio de cultivo
d. Con torunda que se mantiene 8ºC en nevera

1383. Artículo 7 de la LO 15/1999, de protección de datos de carácter personal. *"Los ficheros creados con la finalidad exclusiva de almacenar datos de carácter personal que revelen la ideología, afiliación sindical, religión, creencias, origen racial o étnico..."*
a. Sólo podrán crearse con el consentimiento expreso de la persona afectada
b. Podrán recabarse por motivos de interés general
c. Quedan prohibidos
d. Se tratarán al igual que el resto de los datos

1384. En el protocolo de facturas de columna vertebral: (señala la FALSA)
a. Vigilar que la cabeza, cuello, tronco y extremidades, se mantengan en línea recta
b. Cubrir a la víctima con una manta para que no pierda calor
c. Realizar maniobras que conlleven la flexión de la columna
d. Mantener al paciente en decúbito supino, sobre plano duro y con la cabeza ladeada

1385. Ante un ingreso debemos:
a. Comprobar que está identificado y presentarnos
b. Presentarnos y tomarle la temperatura
c. Avisar a la enfermera, comprobar que está identificado y presentarnos

1386. Para dar de comer a un paciente subiremos la cama:
a. 20º   b. 35º   c. 45º

1387. Cuando el paciente está sentado, la prominencia que más sufre es:
a. Los glúteos   b. El isquion   c. El sacro

1388. En decúbito supino, la almohada a la altura de los gemelos:
a. Deja los talones al aire, para quitar presión en ellos
b. Evita que las rodillas estén en extensión
c. Ayuda a que el paciente esté más cómodo

1389. Si usamos vaselina líquida o aceite para hidratar, la piel debe estar:
a. La tendremos que secar muy bien
b. Tendrá que estar húmeda
c. Da igual, de las dos formas se hidrata la piel

1390. El lavado higiénico del paciente. Lo haremos con un jabón de PH:
a. Ácido   b. Básico   c. Neutro

1391. Denominamos 'Anuria' a:
a. Ausencia en la producción de orina
b. Producción baja de orina, normalmente menos de 500 ml./día
c. Producción de orina en cantidades anormalmente grandes

1392. La cama en posición Fowler está:
a. Con la cabecera elevada un ángulo de 30-45º y rodilla flexionadas o horizontales
b. Totalmente recta, paralela al suelo
c. Con cabecera de cama baja y pies elevados

1393. Con respecto al lavado de manos:
a. No es necesario en los hospitales
b. Es una de las medidas más eficaces para luchar contra las infecciones
c. Sólo es necesario después de prestar cualquier cuidado

1394. Desinfectante y antiséptico
a. Son lo mismo
b. Un desinfectante es un preparado químico que se aplica sobre piel y tejidos y un antiséptico se aplica sobre objetos inanimados
c. Un desinfectante es un preparado químico que se aplica sobre objetos inanimados y un antiséptico se aplica sobre piel o tejidos

1395. Mensaje que devuelve el receptor:
a. Feedback   b. Respuesta   c. Ambas

1396. En el cuidado de un paciente con sonda vesical:
a. Se debe mantener la bolsa de diuresis más baja que la sonda para evitar reflujos
b. Evitar acodamientos de la sonda y del circuito de drenaje para facilitar la salida de la orina
c. Ambas son correctas

1397. Enema ordinario para limpiar el intestino grueso provocando la evacuación rápida de las heces:
a. Enema ciego
b. Enema evacuador o de limpieza
c. Enema de retención

1398. Orden a seguir al hacer el aseo de una persona encamada:
a. Cara, orejas, cuello, tórax, brazos y manos, abdomen, espalda, muslos, piernas, pies y región púbica
b. Cara, orejas, cuello, tórax, abdomen, región púbica y miembros superiores e inferiores
c. Cara, orejas, cuello, región púbica, tórax, abdomen y miembros superiores e inferiores

1399. Causa frecuente de incontinencia urinaria en personas mayores:
a. Demencia severa
b. Infecciones
c. Enfermedad neurológica avanzada

1400. Escalera analgésica de la OMS, la morfina pertenecería al escalón:
a. 1   b. 2   c. 3

1400

1401. Se denomina 'apnea' a:
a. Aumento de la frecuencia respiratoria
b. Disminución de la frecuencia respiratoria
c. El cese de la respiración

1402. Entre las localizaciones más frecuentes de las úlceras por presión NO se encuentra:
a. Abdomen   b. Sacro   c. Talón

1403. Inflamación de la conjuntiva ocular producida por infecciones, traumatismos o problemas alérgicos:
a. Conjuntivitis   b. Glaucoma   c. Catarata

1404. El capítulo II del Título I de la Constitución se titula:
a. Derechos y Libertades
b. Derechos y Deberes Fundamentales
c. De los derechos fundamentales y libertades públicas

1405. Las normas relativas a los derechos fundamentales y a las libertades que la Constitución reconoce, se interpretarán de conformidad con:
a. La Declaración Universal de DD HH
b. Los tratados y acuerdos internacionales ratificados por España
c. Ambas son correctas

1406. Ostenta la representación ordinaria del Estado en la Com. Autónoma
a. El Delegado de Gobierno
b. El Subdelegado de Gobierno
c. El Presidente de la Comunidad

1407. El abandono del trabajo sin causa justificada de tres días en un mes es falta de tipo:
a. Leve   b. Grave   c. Muy grave

1408. En la escala analgésica de la OMS la codeína está en el escalón
a. 2º   b. 3º   c. 4º

1409. Se llama 'Xerostomía':
a. Sequedad de boca
b. Sequedad de la piel
c. Maceración de la piel por excesiva humedad de la misma

1410. De la definición de cuidados paliativos de la OMS de 2002, se deduce que dichos cuidados no intentan:
a. Ayudarle a la familia en el duelo
b. Posponer la muerte a toda costa
c. Tratar impecablemente el dolor

1411. Uno de los principales inconvenientes de la esterilización con autoclave es:
a. Alta contaminación del medio ambiente
b. Su elevado coste
c. Deteriora los materiales plásticos

1412. No se encuentra entre las funciones del centro de salud:
a. Promoción de la salud, prevención y asistencia de las enfermedades
b. Rehabilitación
c. Establecer los cauces de coordinación con otros niveles asistenciales

1413. La 'Zona básica de salud':
a. Es el marco territorial de intervención de la Atención Primaria y donde se desarrolla la actividad, el Centro de Salud
b. Es el territorio que rodea a los Centros de Salud
c. Es la zona donde desarrollan su actividad los profesionales

1414. Los EAP (Equipos de atención primaria):
a. Realizan las actividades de prevención en los Centros de Salud
b. Organizan y llevan a cabo actividades encaminadas a la promoción, prevención, asistencia y rehabilitación de la salud
c. Organizan las consultas externas y visitas domiciliarias

1415. La escala de Barthel valora
a. El grado de autonomía en las actividades de la vida diaria
b. El deterioro cognitivo
c. El riesgo de aparición de úlceras por presión

1416. Factor extrínseco que predispone a la aparición de úlceras por presión (UPP)
a. Fricción
b. Deshidratación
c. Disminución de la conciencia

1417. En un balance hídrico consideramos:
a. Los ingresos de líquidos en el organismo
b. Las pérdidas de líquidos en el organismo
c. A y B son ciertas

1418. Alteración observable en piel íntegra, relacionada con la presión, se manifiesta por eritema cutáneo que no palidece al presionar:
a. UPP grado 1
b. Lesión por humedad
c. Absceso

1419. Cuando se administra un enema, es necesario para introducir la sonda:
a. Procurar intimidad y lavarse las manos
b. Limpiar la zona e introducir la sonda hasta el final
c. Lubricar la sonda rectal e insertarla suavemente con movimientos giratorios, dirigidos hacia el ombligo

1420. Métodos de esterilización más frecuentes:
a. Calor húmedo, gas, agua hirviendo y radiación
b. Vapor, óxido, agua y luz
c. Antisépticos, jabón, cloro y fenol

1421. Práctica que es utilizada en todas las intervenciones para mantener una zona u objeto libre de microorganismos y esporas:
a. Técnica estéril
b. Técnica médica
c. Técnica limpia

1422. Uno de los factores más importantes del apoyo a la familia del enfermo agonizante es:
a. Utilizar la comunicación terapéutica con el fin de facilitar la expresión de sentimientos
b. Sustituir a la familia del enfermo permitiendo que se aleje y distraiga
c. Realizar los cuidados del aseo sin permitir que participe la familia

1423. Los tubos de drenaje y aspiración se insertan en heridas quirúrgicas para:
a. Ser suturados a través de la línea de incisión
b. Limpiar la herida siguiendo los pasos del protocolo establecido para ese fin
c. Permitir la salida del líquido serosanguinolento en exceso y promover la cicatrización de los tejidos subyacentes

1424. La auxiliar de enfermería que ha desarrollado la capacidad de la escucha activa, entiende que esa técnica exige:
a. Absorber tanto el contenido como el sentimiento que transmite la persona sin hacer selecciones
b. Presuponer las necesidades del paciente
c. Adoptar una postura profesional cerrada

1425. Comunicación congruente:
a. Las relaciones entre el emisor y el receptor influyen en el proceso
b. Los aspectos verbales y no verbales del mensaje se corresponden
c. El lenguaje corporal y la comunicación no verbal no están presentes

1426. El equipo de cuidados paliativos debe facilitar los cuidados:
a. En el Hospital
b. En el domicilio
c. Donde el paciente y su familia decidan, acompañándoles en el proceso, y respetando esta decisión

1427. La escala que mide las actividades instrumentales de la vida diaria es:
a. Escala de Edmonton
b. Índice de Lawton
c. Mini-mental

1428. ¿Qué tipo de aislamiento se debe emplear ante un paciente con tuberculosis pulmonar?
a. Asepsia o aislamiento inverso
b. Asepsia o protección respiratoria
c. Asepsia de protección entérica

1429. La esterilización:
a. Destruye las bacterias, virus, hongos y cualquier forma de vida
b. No es capaz de destruir el virus del SIDA
c. No destruye formas de resistencia de las bacterias (esporas)

1430. La alimentación parenteral consiste en administrar:
a. nutrientes por vía endovenosa
b. alimentos por sonda vesical
c. alimentos por sonda nasogástrica

1431. Los ozonizadores sirven para:
a. Esterilizar quirófanos
b. Esterilizar aire ambiente
c. Esterilizar habitaciones de enfermos
d. Todas son ciertas

1432. Conjunto de medios y procedimientos encaminados a asegurar a todos los integrantes de la comunidad acciones de promoción, prevención y recuperación de la salud, junto a medidas que ayuden a mejorar su nivel de salud:
a. Atención Continuada
b. Atención Integral
c. Atención Primaria
d. Atención en Equipo

1433. Según el artículo 29 de la Ley General de Sanidad, los centros y establecimientos sanitarios, cualesquiera que sea su nivel y categoría o titular:
a. No precisarán autorización administrativa
b. Precisarán autorización administrativa previa para su instalación y funcionamiento
c. Únicamente precisarán autorización administrativa posterior a su instalación y funcionamiento
d. Únicamente precisarán autorización administrativa en los supuestos de centros y establecimientos sanitarios privados

1434. ¿Cuál es el procedimiento de recogida de orina para una determinación de catecolaminas en orina?
a. El paciente excluirá ciertos alimentos (plátanos, café...) y ciertos medicamentos de su dieta y recogerá la orina de 24 horas en bote opaco con ácido clorhídrico
b. Se recogerá orina de la 1ª micción de la mañana en dos tubos cónicos
c. Sin dieta específica y recogerá orina de 24 h en bote opaco con carbonato sódico
d. Sin dieta específica y se recogerá orina de 24 h en bote opaco con ácido clorhídrico

1435. No es un derecho del enfermo:
a. Ser escuchado
b. El respeto a su intimidad
c. A elegir su medicación
d. A que no se experimente con él

1436. Un paciente con índice de masa corporal de 28 tiene:
a. Sobrepeso   b. Normopeso
c. Obesidad   d. Obesidad mórbida

1437. El autoclave es un mecanismo de esterilización:
a. Biológico   b. Mecánico
c. Fraccionado d. Químico

1438. Señale la respuesta FALSA, sobre la escala de Barthel:
a. La puntuación 100 (90 si va en silla de ruedas) es para la máxima independencia
b. Se utiliza para la valoración A.V.D. Básicas
c. Se utiliza para la valoración A.V.D. Instrumentales
d. Contiene 10 ítems

1439. ¿Cuál de estos no es instrumental de hemostasia?
a. Pinzas de Pean   b. Pinzas de Kocher
c. Mosquitos   d. Pinzas de Jones

1440. La principal medida para evitar infección nosocomial es:
a. La utilización siempre de mascarilla
b. El lavado de manos
c. El uso de guantes estériles
d. La desinfección del material con glutaraldehido durante 7 minutos

1441. El color de las heces negras, pegajosas y malolientes, indican la presencia de sangre digerida correspondiente a:
a. Tracto digestivo bajo   b. Tracto rectal
c. Tracto digestivo alto   d. Zona rectal

1442. Ante un posible caso de parada cardio-respiratoria, ¿cómo valoraría el nivel de conciencia del individuo?
a. Aplicando la escala de Glasgow
b. Sacudiendo al paciente y gritándole con energía 'oiga que le pasa'
c. Aplicando la regla ALEC (Alerta, Letárgico, Estuporoso y Comatoso)
d. Tratando de conversar con él

1443. Respecto a la pirámide de Maslow:
a. Es una teoría psicológica sobre la motivación humana
b. Su teoría es que cuando las necesidades básicas se ven satisfechas, los seres humanos van desarrollando deseos más altos
c. Se suele graficar con una pirámide de c5inco niveles
d. Las tres son ciertas

1444. Entre las medidas de prevención en accidentes de riesgo biológico:
a. No están contemplados los elementos de protección de barrera
b. Las normas de higiene personal de los trabajadores se consideran precaución universal
c. La desinfección correcta de instrumental es una medida preventiva opcional
d. El protocolo de actuación ante infección por VIH no es una medida de prevención

1445. Los ácidos grasos hiperoxigenados cumplen las siguientes funciones excepto una:
a. Aumentan la tonicidad cutánea
b. Tienen efecto antiséptico
c. Mejorar la microcirculación
d. Evitan la deshidratación de la piel

1446. Es característico de la historia clínica en atención primaria:
a. Incluir actividades de prevención y promoción de la salud
b. Que exista una continuidad en la relación médico-paciente
c. Estar orientada al diagnóstico y tratamiento
d. Las respuestas A y B son correctas

1447. Definición de algor mortis:
a. La decoloración de la piel que aparece en las zonas inferiores del cuerpo después de la muerte
b. La disminución gradual de la temperatura del cuerpo después de la muerte
c. El aumento del funcionamiento del hipotálamo antes de la muerte
d. Todas son correctas

1448. La escala de Braden mide:
a. El estado nutricional de los pacientes
b. El riesgo de caída de los pacientes
c. El riesgo de desarrollar Úlceras por Presión (UPP)
d. El estado de la piel, la actividad y la exposición a la humedad

1449. La muestra de líquido céfalorraquídeo debe ser conservada:
a. Humedad relativa del aire >70%
b. En estufa a 35-37ºC
c. Refrigerada a 0ºC
d. Ninguna es correcta

1450. Necrosis de la piel y tejidos subyacentes debido a una compresión entre una protuberancia ósea y una superficie dura:
a. Eczema   b. Eritema
c. Edema   d. Escara

1451. Posición para administrar un fármaco por vía rectal:
a. Fowler   b. Trendelemburg
c. Sims   d. Antitrendelemburg

1452. El contaje de gasas y compresas de la intervención se reflejará en:
a. Hoja de anestesia
b. Libro de quirófano
c. Hoja de protocolo de intervención
d. Hoja de enfermera circulante

1453. Una urgencia médica es:
a. Toda situación que lleva al paciente a solicitar asistencia médica inmediata
b. Toda situación que pone en peligro, de forma inminente, la vida del paciente
c. Toda situación que requiera la presencia de un sanitario
d. Ninguna es cierta

1454. La aneuploidia humana caracterizada por la presencia de un cromosoma completo adicional en el par 18 se denomina 'Síndrome de...
a. Edwards   b. Tunner
c. Patau   d. Down

1455. Fiebre moderada:
a. 36ºC - 37ºC   b. 40,5ºC - 41ºC
c. 38,5ºC - 39,4ºC d. 37,5ºC - 38ºC

1456. Para realizar un lavado continuo en un situación de gran hematuria, se utiliza:
a. Sonda de tres vías, tipo Foley
b. Sonda de Pezzer
c. Sonda rígida
d. Sonda de Nelaton

1457. Entre las causas de las caídas no se encuentra:
a. Disminución de la agudeza visual
b. La anosmía
c. Los cuadros confusionales
d. La presbiacusia

1458. Los quirófanos son zona:
a. Semirrestringida b. Semipública
c. Restringida   d. Estéril

1459. Son funciones de los auxiliares de enfermería en las instituciones sanitarias abiertas:
a. Recogida de volantes y documentos
b. Escritura de libros de registros, volantes, comprobantes o informes
c. Recogida de signos y manifestaciones espontáneas de los enfermos sobre sus síntomas
d. Todas son correctas

1460. Podrá concederse excedencia voluntaria al personal estatutario sujeto a la Ley 55/2003, de 16 de diciembre, del estatuto marco del personal estatutario de los servicios de salud:
a. Cuando lo solicite el interesado por interés particular
b. Mediante resolución del Director General de Salud Pública
c. Cuando sea declarado en la situación de suspensión firme
d. Por jubilación

1461. *'Haga comidas frecuentes y de poco volumen, camine un poco después de las comidas y duerma con la cama un poco levantada'*: recomendaciones para un paciente que padece:
a. Ardor
b. Pirosis
c. Síndrome de malabsorción
d. Son correctas A y B

1462. Un paciente tiene un balance de líquidos positivo, es decir:
a. Pierde líquidos   b. Retiene líquidos
c. Está deshidratado   d. Tiende a hipertensión

1463. Material necesario en el carro de paradas para realizar una intubación orotraquial pediátrica:
a. Pinza de Allis   b. Pinza de Michel
c. Pinza de Magyll   d. Pinza de Duval

1464. La triada epidemiológica nos habla de relaciones entre:
a. Huésped, agente y medio ambiente
b. Enfermedad, salud y medio ambiente
c. Recuperación, enfermedad y cuidados
d. Todas son correctas

1465. Ante una parada cardiorrespiratoria en un lactante, qué laringoscopio de deberá preparar:
a. Uno de palas rectas
b. Uno de palas curvas
c. Uno de tipo Jackson-Winconsin
d. B y C son correctas

1466. Los hospitales en los que se atiende de urgencia todas las especialidades médicas, se consideran de nivel:
a. 1   b. 2   c. 3   d. 4

1467. Es indicativo de la correcta cicatrización de una herida:
a. La inflamación de los bordes de la herida pasados los tres días
b. La formación de un queloide
c. La hemorragia
d. La formación de tejido de granulación

1468. Según la Ley General de Sanidad, la administración del estado, sin menoscabo de las competencias de las comunidades autónomas, desarrollará qué actuaciones:
a. La determinación, con carácter general, de los métodos de análisis y medición y de los requisitos técnicos y condiciones mínimas en materia de control sanitario del medio ambiente
b. La determinación de los requisitos sanitarios de las reglamentaciones técnico-sanitarias de los alimentos, servicios o productos directa o indirectamente relacionados con el uso y consumo humanos
c. La determinación con carácter general de las condiciones y requisitos técnicos mínimos para la aprobación y homologación de las instalaciones y equipos de los centros y servicios
d. Todas son correctas

1469. La sonda de Robinson y Pezzer es:
a. Nasogástrica   b. Vesicale
c. Rectal   d. Ninguna es cierta

1470. La vasodilatación está indicada para:
a. Alivio de la congestión e hinchazón
b. Alivio del dolor e inflamación
c. Alivio de los calambres musculares y contracturas traumáticas
d. Para todo lo mencionado

1471. Dentro de los procedimientos físicos de desinfección no se encuentra:
a. Antisépticos   b. Ultrasonidos
c. Hervido   d. Ebullición

1472. Según la Ley General de Sanidad, los ayuntamientos, sin perjuicio de las competencias de las demás administraciones públicas, tendrán las siguientes responsabilidades mínimas en relación al obligado cumplimiento de las normas y planes sanitarios:
a. Control sanitario del medio ambiente
b. Control sanitario de industrias, actividades y servicios, transportes, ruidos y vibraciones
c. Control sanitario de los cementerios y policía sanitaria mortuoria
d. Todas las respuestas son correctas

1473. El formol se puede utilizar:
a. Como comprimidos   b. Como vapor
c. Como polvo   d. De las tres formas

1474. Durante la aplicación de frío o calor, debe verificarse:
a. Que no se observa palidez
b. Que no se observa enrojecimiento
c. Que no presenta cianosis alta
d. Se debe verificar todo ello

1475. ¿En qué orina tiene más significación la piuria?
a. Nocturna   b. Postpandrial
c. Primera de la mañana   d. Es indiferente

1476. En la posición de Fowler, la cabecera de la cama estará incorporada en un ángulo de:
a. 20 grados   b. 25 grados
c. 35 grados   d. 45 grados

1477. Respecto a la técnica de recogida de orina de 24 horas:
a. Es un técnica estéril
b. Se recoge la orina desde la segunda micción del primer día
c. La segunda micción del primer día se desecha
d. Se recoger todas las micciones excepto la última del segundo día

1478. Qué medicación debería ir a buscar a la nevera, en vez de al carro de paradas, si me la piden en una parada cardiorrespiratoria:
a. La atropina   b. La adrenalina
c. El anectine   d. El bicarbonato

1479. ¿En qué zona del cuerpo dan buenos resultados las grapas?
a. En las piernas
b. En la cabeza
c. En ambas zonas

1480. Qué droga es un derivado opiáceo
a. Cocaína   b. Anfetaminas
c. Heroína   d. LSD

1481. Una sutura quirúrgica es:
a. Cualquier hilo de material utilizado para ligar los vasos sanguíneos o aproximar los tejidos
b. La forma de ligar los vasos sanguíneos o aproximar los tejidos
c. a y b son incorrectas

1482. Sobre los drenajes filiformes
a. No deja la incisión abierta
b. Dejan la incisión abierta
c. Ninguna es correcta

1483. Para retirar los puntos se usará:
a. Tijera y un bisturí
b. Bisturí y pinza
c. Una tijera y una pinza con dientes

1484. ¿Cuáles son las zonas de riesgo de lesiones de estructuras nobles?
a. Cara, cuello, axila, ingle
b. Mandíbula, palma de la muñeca
c. Todas son ciertas

1485. Para evitar la hiperpigmentación:
a. Hay que proteger la cicatriz del sol
b. Usar protectores solares
c. Las dos son ciertas

1486. ¿Qué procedimientos son abordables en atención primaria?
a. Extirpación de lesiones cutáneas
b. Cirugía de la uña
c. Las dos

1487. El catgut es fabricado a partir de:
a. Intestino animal
b. Vegetales
c. Todas son ciertas

1488. Error frecuente en la sutura:
a. Asepsia deficiente
b. Pinchazos accidentales
c. Las dos anteriores son ciertas

1489. ¿Qué es el tisucol?
a. Pegamento sintético
b. Antibiótico
c. Paquete de sutura

1490. Sistema del cuerpo para drenar sustancias líquidas o gaseosas:
a. Sistema linfático
b. Cadena gangliolar
c. Sistema urinario

1491. ¿Qué es catgut crómico?
a. Es un catgut normal
b. Es un catgut vegetal
c. Es catgut procesado con sales crómicas

1492. Posible complicación de un drenaje
a. Imposibilidad de extracción
b. No hace falta estar aséptico

1493. El objetivo de una sutura es:
a. Prevenir infección por microorganismos
b. No previene la hemorragia
c. No previene ni evita lesiones mayores

1494. Una vez realizada la sutura..
a. Se colocará un apósito oclusivo
b. En cara y cuello se puede dejar sin apósito
c. a y b son ciertas

1495. Las heridas contaminadas
a. Se suturarán después de la limpieza
b. No se suturan
c. Para unir bordes se usará aguja recta

1496. Respecto a las heridas:
a. Pueden ser limpias y sucias
b. Se tratan como sucias si han pasado más de 6 h.
c. A y B son correctas

1497. La herida con más de 12 horas de evolución se considera:
a. Sucia y contaminada
b. Sucia y no contaminada
c. Limpia y no contaminada

1498. El hilo metálico no se utiliza en:
a. Suturas de refuerzo
b. Tendones
c. Todas la anteriores son falsas

1499. Como norma general los drenajes:
a. Deben mantenerse por debajo del nivel del paciente
b. Deben estar numerados
c. Las anteriores son correctas

1500. Tras la sutura:
a. Hay que mantener la herida limpia
b. Proteger la herida del sol durante 1 mes
c. A y B son correctas

1500

1501. Para asegurar la salida de líquidos acumulados usaremos
a. Un drenaje de succión
b. Un drenaje de balón
c. Un drenaje permanente

1502. El drenaje simple es:
a. Aquel sobre el que no realizamos ninguna presión
b. Favorece la salida de la sustancia acumulada
c. Las dos son correctas

1503. Sobre las suturas no absorbibles:
a. No le afectan las encimas de la piel
b. La más utilizada es la seda
c. Las anteriores son ciertas

1504. En los pulpejos de los dedos se usará anestesia:
a. Sin vasoconstrictor
b. Con vasoconstrictor
c. Con vasodilatador

1505. Para retirar grapas, el quitagrapas:
a. Ejerce presión sobre el punto medio de la grapa y así los extremos salen con facilidad
b. Ejerce presión sobre los extremos y estos salen con facilidad
c. Se utiliza por comodidad del profesional

1506. El calibre de la sutura nos indica:
a. El diámetro del hilo
b. El diámetro de la aguja
c. Las dos son correctas

1507. ¿Qué es la anestesia?
a. Es un fármaco
b. Se usa para bloquear la sensibilidad táctil y dolorosa de un paciente
c. Todas son ciertas

1508. ¿Qué puede llegar a evitar la cicatrización de una sutura?
a. Infección
b. Una correcta asepsia
c. Todas son ciertas

1509. Las suturas son fáciles de realizar, así que es una técnica:
a. Que todo el equipo de enfermería debe conocer
b. Muy invasiva
c. A y B son ciertas

1510. En relación con las grapas:
a. Aguantan bien las tensiones
b. No provocan rechazo
c. Todas son ciertas

1511. No es correcto decir que la succión en un drenaje:
a. Un drenaje no hace succión
b. Se realiza mediante frascos de vacío
c. El redón no es un drenaje de succión

1512. La sutura protege la herida de:
a. Agresiones externas
b. Agresiones internas
c. Ambas son correctas

1513. Las suturas sintéticas son:
a. Muy inertes
b. No poseen gran capacidad de estiramiento
c. Las anteriores son falsas

1514. Los esfacelos son:
a. Restos inflamatorios y necróticos de tejidos
b. Restos de sangre coagulada
c. Heridas sucias

1515. Reparación y sutura de heridas cutáneas:
a. No es un proceso abordable en A.P
b. No es un proceso seguro en A.P
c. Ninguna es correcta

1516. Para evitar una hemorragia intraoperatoria:
a. Se usará una isquemia digital
b. No usar vasoconstrictor
c. Se usará vasodilatador

1517. Uno de los siguientes no se realiza en atención primaria:
a. Incisión y drenaje de abscesos
b. Reparación y sutura de heridas
c. Lesiones malignas

1518. Acerca de la sutura de seda NO es cierto
a. Es de las más usadas y resistente
b. Es difícil de manejar
c. Provoca mínima reacción tisular

1519. El bloqueo nervioso es muy adecuado para:
a. Cuello   b. Dedos   c. Zona capilar

1520. Se recomendará al paciente que mantenga la herida seca, limpia y protegida del sol durante los próximos:
a. 2-3 meses   b. 6-8 meses   c. 6-12 meses

1521. Qué reacciones adversas pueden aparecer después de la sutura:
a. Infección
b. Retracción del tejido, queloides
c. Las anteriores no son falsas

1522. Granuloma:
a. Una masa más o menos esférica de células inmunes que se forma cuando el sistema inmunológico intenta aislar sustancias extrañas que ha sido incapaz de eliminar
b. Es un grano inflamado
c. Una masa de granos

1523. Los drenajes pueden ser
a. Simples o de succión
b. Simples
c. Simples y complejos

1524. ¿Qué es un drenaje?
a. Sistema de eliminación o evacuación de colecciones serosas, hemáticas, purulentas o gaseosas, desde los diferentes órganos y/o tejidos al exterior
b. Sistema para recoger evacuaciones serosa, hemáticas, purulentas o gaseosas
c. a y b son correctas

1525. Es falso que:
a. Los hilos siempre van montados sobre las agujas
b. Las agujas son parte esencial de las técnicas de sutura
c. Las agujas, dependiendo de su forma, pueden ser rectas o curvas

1526. Cómo se administra la anestesia::
a. En infiltración subcutánea
b. En infiltración intradérmica
c. En infiltración subcutánea perilesional

1527. Según su punta las agujas son:
a. Triangulares o atraumaticas
b. Cilíndricas o traumáticas
c. Todas las anteriores son falsas

1528. ¿Establece la constitución algún plazo máximo para la detención preventiva?
a. No   b. Si, 24 horas
c. Si, 48 horas   d. Si, 72 horas

1529. Únicamente la selección de qué personal NO ha de ajustarse a los principios de publicidad, mérito y capacidad:
a. Interino   b. Laboral
c. Funcionario   d. Eventual

1530. Artículo 18.2 de la Constitución: Es posible la entrada o registro de un domicilio sin el consentimiento del titular ni resolución judicial:
a. Nunca
b. La Constitución no lo menciona
c. Se necesita siempre el consentimiento
d. En caso de flagrante delito

1531. No es un sistema de acceso a función pública:
a. Oposición   b. Concurso-oposición
c. Concurso   d. Libre designación

1532. La libertad sindical se recoge en la constitución en su artículo:
a. 27   b. 29   c. 28   d. 41

1533. A través de un decreto se podrá limitar o exceptuar el ejercicio del derecho a sindicarse libremente a:
a. Los funcionarios
b. Las fuerzas o institutos armados o a los demás cuerpos sometidos a disciplina militar
c. El personal laboral
d. Ninguna es cierta

1534. ¿A qué órgano corresponde presentar el proyecto de memoria anual del área de salud?
a. Al Consejo de Dirección del Área
b. Al Consejo de Salud del Área
c. Al Consejo de Salud de la C. Autónoma
d. Al Gerente de Área

1535. ¿Quien nombra al gerente del área de salud?
a. El Consejero del Departamento correspondiente de la Comunidad Autónoma
b. La Dirección del Servicio de Salud de la Comunidad Autónoma
c. El Ministro de Sanidad y Consumo
d. El Consejo de Salud de la C. Autónoma

1536. ¿Cuáles de los siguientes factores influyen en las personas a través del medio ambiente?
a. Agentes biológicos
b. Factores psicológicos y psicoculturales
c. Agentes físicos
d. Todo lo anterior

1537. Úlcera por presión, ¿en qué estadio aparece afectación de la epidermis, dermis y comienzo de hipodermis
a. I   b. II   c. III   d. IV

1538. Las denominadas úlceras por yatrogénicas aparecen en:
a. El pie diabético
b. Boca, nariz y meato urinario
c. En el acromion y pabellón auricular
d. Todas son falsas

1539. La punción lumbar se realiza:
a. Con fin terapéutico
b. Con un fin diagnóstico
c. Determinar el nivel de inmunidad del paciente
d. A y B son correctas

1540. La escala de incapacidad física de la Cruz Roja para medir las actividades básicas de la vida diaria en el anciano (a.b.v.d.) consta de:
a. 6 grados   b. 10 grados
c. 8 grados   d. 5 grados

1541. El delirio es un problema psiquiátrico frecuente y serio entre los ancianos y se caracteriza por:
a. Síntomas de embotamiento intermitente de la conciencia
b. Falta de atención
c. Trastorno en el ciclo vigilia-sueño
d. Todas son correctas

1542. La moria es un síntoma de la enfermedad de pick que consiste en:
a. Intoxicación por morfina
b. Afección de la piel con placas blancas
c. Lesión producida por la acción de morder
d. Inclinación a las bromas y dichos estúpidos, con pérdida de sentido ético

1543. Qué síntoma NO aparece en la clínica tradicional del shock:
a. Hipotensión   b. Poliuria
c. Taquicardia   d. Taquipnea

1544. En soporte vital básico, secuencia de actuaciones a seguir:
a. Valoración de la ventilación, valoración de la conciencia y valoración de la circulación
b. Valoración de la conciencia, valoración de la ventilación y valoración de la circulación
c. Valoración de la circulación, valoración de la ventilación y valoración de la conciencia
d. Valoración de la conciencia, valoración de la circulación y valoración de la ventilación

1545. Entre las ventajas de los fármacos orales no está:
a. Su absorción rápida, adecuada para tratamiento de urgencias
b. Su simplicidad y comodidad. El paciente podrá tomarlos por sí mismo
c. Se seguridad. En caso de sobredosis es posible un lavado gástrico
d. Su bajo coste, resultan generalmente económicos

1546. La difusión de oxígeno alveolar hacia los capilares depende de:
a. La capacidad de la membrana alveolocapilar para permitir el intercambio gaseoso
b. La capacidad de los capilares para acumular sangre y la distribución de este en su interior
c. La gran extensión de las superficies alveolocapilares
d. Todas son correctas

1547. Las competencias en materia de servicios sociales corresponden a:
a. Los Ayuntamientos
b. Las Diputaciones Provinciales
c. La Comunidad Autónoma
d. Todas las anteriores

1548. ¿Quién representa a los ciudadanos en los consejos de salud de área?
a. Los sindicatos
b. Las organizaciones de consumidores
c. Las asociaciones de vecinos
d. Las corporaciones locales

1549. Respecto al lavado en la cama de los genitales externos, señale la falsa:
a. La higiene se hará de la zona anal a la genital, nunca a la inversa
b. Las piernas del paciente estarán separadas y flexionadas
c. Después del baño se cambiará el pijama o camisón y, por último, la cama
d. Si el estado del paciente lo permite, se le ofrecerá la posibilidad de realizarlo él mismo

1550. Indique la FALSA:
a. Los alimentos lácteos fortalecen la mandíbula inferior
b. El cepillado de la lengua y el paladar ayudan a eliminar el mal olor de la boca
c. Indicar al paciente con dentadura postiza que cuanto más seca está, mejor se adapta
d. En el cuidado de las uñas, masajearlas facilita la circulación

1551. Cuando hablamos de la fragilidad de las uñas y de su fácil destrucción por procesos tóxicos o infecciosos, nos estamos refiriendo a:
a. Onicomicosis   b. Uñas encarnadas
c. Pariniquia o panadizos   d. Onicolisis

1552. Una de estas funciones en las instituciones sanitarias abiertas no corresponde al auxiliar de enfermería:
a. La escritura de los libros de registros, volantes, comprobantes e informes
b. La acogida y orientación personal de los enfermos
c. La aplicación de tratamientos curativos de carácter no medicamentosos
d. La recepción de volantes y documentos para la asistencia de los enfermos

1553. Intervención quirúrgica en la que se mejora el aspecto y se corrigen deformidades:
a. Ablativa   b. Reparadora
c. Constructiva   d. Paliativa

1554. Grupo receptor universal:
a. AB(-)   b. O(-)   c. O(+)   d. AB(+)

1555. Las pérdidas de líquido en el cuerpo humano se realizan por:
a. Orina y heces   b. Vía respiratoria
c. Piel   d. Todas son correctas

1556. Está contraindicada la inducción del vómito:
a. Cuando el tóxico es un cáustico
b. Cuando el tóxico es derivado del petróleo
c. Cuando el enfermo tiene disminuido el nivel de conciencia
d. En todas las anteriores

1557. Son parasomnias:
a. Síndrome de apnea del sueño
b. Las neuropatías
c. Sonambulismo
d. Narcolepsia

1558. La fase avanzada del alzheimer se caracteriza por:
a. Incapacidad para reconocer a los familiares próximos
b. Alteración de esfínteres
c. Aparición de un estado vegetativo
d. Todas son correctas

1559. Es una necesidad básica del paciente según Virginia Henderson:
a. Comunicarse con otros
b. Jugar o participar en diversas actividades de ocio y recreación
c. Evitar los peligros del entorno y evitar lesiones a otros
d. Todas las anteriores lo son

1560. El título VI de la ley general de sanidad trata sobre:
a. Las competencias de la Administración
b. El sistema de salud
c. La estructura del sistema sanitario público
d. La docencia y la investigación

1561. Se puede actuar en la fase de latencia de una enfermedad en qué nivel
a. Prevención primaria
b. Prevención secundaria
c. Prevención terciaria
d. Sobre la latencia no se puede actuar

1562. Entre las causas que favorecen la aparición de las úlceras por presión NO están las:
a. nerviosas   b. psicológicas
c. vasculares   d. endocrinas

1563. Ergonomía :
a. El tratamiento por el cual se intenta adaptar el trabajo a las condiciones anatómicas y fisiológicas de la persona
b. El conseguir la reeducación de los pacientes para que sean capaces de realizar un trabajo normal
c. Es una disciplina que se complementa con fisioterapia, terapia ocupacional, laborterapia, etc
d. Todas las definiciones son correctas

1564. No es una característica de un empleo muy poco estimulante:
a. Ninguna comunicación
b. Falta de reconocimiento
c. Trabajo sin significado
d. Escasa supervisión

1565. En lo relativo a la calidad en el ámbito sanitario señale la incorrecta:
a. La calidad es un término relativo
b. La calidad de la asistencia no depende única y exclusivamente del personal sanitario
c. La calidad está ligada a los medios
d. La calidad va ligada a la aptitud y actitud de quienes deben propiciarla

1566. No forma parte de la gestión de calidad:
a. Planificación   b. Organización
c. Dirección   d. Control

1567. '*Un paciente al que se le registra mal su grupo sanguíneo, y a la hora de realizar una transfusión se le transfunde sangre equivocada*'. Puede darse un efecto:
a. Efecto relevo   b. Efecto catatónico
c. Efecto perason   d. Efecto bola de nieve

1568. A la hora de evaluar la calidad del entorno,¿Cuántos tipos de entorno interno tendremos en cuenta?
a. 1   b. 2
c. 3   d. Todos los que identifiquemos

1569. Es un método básico para evaluar la calidad:
a. Método básico dirigido hacia los problemas
b. Método básico dirigido hacia las normas
c. Método básico dirigido hacia los objetivos
d. Los tres lo son

1570. ¿Qué es un "input"?
a. Es todo lo que entra en la unidad para ser transformado
b. Engloba todo lo que sale de la unidad después de su transformación
c. Significa el proceso seguido para llevar a cabo la transformación
d. Ninguna es correcta

1571. No es un requisito general de los criterios/estándares:
a. Universales   b. Accesibles
c. Articulados   d. Aceptables

1572. No es una fuente de información del control de calidad:
a. Informes de altas hospitalarias
b. Observación directa
c. Estadísticas
d. Todas las fuentes de información

1573. Los estándares se clasifican según la fuente en ..
a. normativos y empíricos
b. generales y locales
c. implícitos y explícitos
d. ponderados y no ponderados

1574. NO es una clasificación de los criterios:
a. Lineales/parcialmente ramificados/totalmente ramificados
b. Generales y específicos
c. Implícitos y explícitos
d. Reales/Ideales

1575. Los criterios se clasifican según el enfoque del análisis en..
a. de proceso   b. de estructura
c. de resultado   d. Todas son correctas

1576. La calidad total busca que haya:
a. Cero existencias   b. Cero averías
c. Cero defectos   d. Cero retrasos

1577. En un sistema de calidad, qué documentación debe existir:
a. Manual de calidad y de procedimiento
b. Manual de especificaciones y partes, registros certificados, reclamaciones
c. A y B son correctas
d. Todas son falsas

1578. Señale la incorrecta. 'La calidad...
a. ...afecta a todas las partes de la empresa
b. ...real depende del proyecto o de la producción, y es fruto de controles
c. ...es reducir los costes inútiles
d. ...es dirigir y gestionar óptimamente

1579. Secuencia recomendada para extracción sanguínea:
a. Tubo de separación de suero o sin aditivo, tubo de coagulación, tubos con aditivo (citrato, heparina, EDTA, oxalato-citrato)
b. Tubo de coagulación, tubo de separación de suero o sin aditivo, tubos con aditivo
c. Tubos con aditivo, tubos de coagulación, tubos de separación de suero o sin aditivo
d. Ninguna es correcta

1580. Señala la incorrecta:
a. El tipo de muestra para un estudio debe recogerse con cuidado
b. Una muestra de sangre puede ser de sangre arterial, venosa o capilar, pero los resultados no difieren por causa del origen de la muestra
c. Las muestras de orina pueden ser aleatorias, del chorro medio o con horario
d. La cantidad de muestra recogida debe ser suficiente para todos los estudios requeridos

1581. Al recoger la orina de bebés, señala la respuesta INcorrecta
a. Primero se lavará cuidadosamente el meato urinario
b. Posteriormente se colocará una bolsa recolectora de orina en los genitales del bebé
c. Si a los 20-30 minutos no se recoge orina se le retira esa bolsa y se le colocará otra
d. Este proceso se basa en la recolección de la orina por micción espontánea del bebé

1582. Con respecto a los recipientes de recogida de orina, señala la respuesta incorrecta:
a. El recipiente será siempre estéril
b. La tapa debe cerrar herméticamente
c. Debe poderse pegar una etiqueta aún en condiciones de refrigeración
d. Primero se lavará cuidadosamente el meato urinario

1583. Las muestras de exudados de heridas se envían al laboratorio antes de:
a. 1 h   b. 2 h   c. 3 h   d. 4 h

1584. El exudado de abscesos si no se manda al laboratorio de inmediato, ¿cómo se conserva?
a. En estufa a 36-37ºC
b. En nevera a 4ºC
c. A temperatura ambiente
d. A y C son correctas

1585. En cuanto a la punción cutánea, señala la respuesta INCORRECTA:
a. Se realiza en las superficies más laterales o más mediales de la planta del pie
b. Se aplica en adultos con quemaduras severas o muy obesos
c. Nunca se aplica a neonatos, lactantes o niños
d. Se puede realizar en el lóbulo de la oreja evitando la mejilla

1586. Cantidad adecuada para una muestra de esputo:
a. 5-10 ml.   b. 2-5 ml
c. 7-9 ml   d. 6-8 ml

1587. Si el enfermo tiene dificultad para expectorar a la hora de recoger la muestra de esputo..
a. No se le recogerá la muestra
b. Nos sirve la saliva
c. Se le puede provocar el esputo mediante inhalación de suero salino en aerosoles
d. En cualquier caso se le entuba siempre para recoger con seguridad muestras de esputo de buena calidad

1588. Para la toma de frotis, citología vaginal y toma endocervical, la posición adecuada será..
a. Sims   b. Morestin
c. Fowler   d. Decúbito supino

1589. ¿Cuándo es más apropiado recoger las muestras de esputo?
a. Después de las comidas
b. Antes de la cena
c. A primera hora de la mañana
d. A media tarde

1590. Señala la respuesta correcta:
a. Las muestras fecales se deben transportar rápidamente al laboratorio, menos de 5 horas
b. Los estudios del parásito Enterovirus vermicularis en heces requieren de la toma de una muestra nocturna
c. Si el transporte al laboratorio se retrasase mantendrá en nevera hasta su envío
d. No importa que la muestra de heces lleve orina del paciente

1591. Señala la respuesta incorrecta:
a. El líquido amniótico baña al feto durante su desarrollo en el saco amniótico dentro del útero
b. La amniocentesis es el procedimiento mediante el cual se extrae líquido amniótico del saco amniótico con una aguja que atraviesa las paredes abdominal y uterina
c. Puede realizarla cualquier profesional sanitario
d. Se ejecuta habitualmente con anestesia local y control por ultrasonido y no antes de las primeras 16 semanas de embarazo

1592. ¿Dónde se realiza la punción lumbar para la extracción del líquido cefalorraquídeo?
a. En la media del interespacio L-3L4
b. En la media del interespacio L-4L5
c. En la media del interespacio L-2L3
d. Ninguna es correcta

1593. Con respecto a la punción lumbar señala la respuesta incorrecta:
a. Por punción lumbar habitualmente se extrae el líquido cefalorraquídeo
b. Para realizar la extracción de líquido cefalorraquídeo por punción lumbar los pacientes deben colocarse recostados lateralmente
c. No es una técnica estéril
d. Para neonatos y niños pequeños la mejor posición es sentados

1594. Señala la respuesta incorrecta:
a. Una muestra aleatoria de orina se obtiene a cualquier hora en un periodo de 24 horas
b. La primera orina matutina se obtiene inmediatamente después de que el paciente se levante
c. La orina matutina se obtiene aproximadamente 1 ó 2 horas después de que el paciente haya evacuado la orina de la noche
d. Todas las anteriores son correctas

1595. Si la muestra de orina no se transporta inmediatamente al laboratorio, ¿cómo debe conservarse?
a. Se debe conservar en el congelador
b. Si la muestra no se transporta al laboratorio en las tres horas posteriores a la obtención, refrigerar a 4ºC
c. Si la muestra no se transporta al laboratorio a la hora de su obtención, guardar a 10ºC

1596. ¿Qué datos debe incluir la etiqueta de una muestra?
a. Identificación del paciente
b. Fecha de toma de la muestra
c. Tipo de muestra
d. Todas las anteriores

1597. ¿Quién puede utilizar la auditoría de calidad?
a. El hospital para evaluar su propia calidad
b. El hospital para evaluar la calidad de los proveedores de bienes y servicios
c. La administración Sanitaria para evaluar la calidad de los centros sanitarios sobre los que ejerce control
d. Todos los anteriores

1598. Dilatación de los bronquios:
a. Bronquiolitis   b. Bronquiectasia
c. Bronquitis   d. Bronquiotomía

1599. El paciente no produce orina:
a. Poliuria   b. Anuria   c. Disuria   d. oliguria

1600. El aumento de dióxido de carbono en sangre se le llama..
a. Hipoxemia   b. Hipocapnia
c. Hipercapnia   d. Cianosis

1600

1601. La hemorragia genital femenina anárquica se le llama:
a. Metrorragia b. Hipomenorrea
c. Hipermenorrea d. Dismenorrea

1602. Dificultad de apertura en las válvulas cardíacas:
a. Enfisema b. Insuficiencia
c. Aneurisma d. Estenosis

1603. La respiración normal se llama..
a. Apneica b. Eupneica
c. Disneica d. Polipneica

1604. La Morfina y la heroína son..
a. Opiáceos b. Anfetaminas
c. Cannabis d. Estimulantes

1605. Un paciente expulsa sangre fresca por el recto. Eso es:
a. Melenas b. Hematemesis
c. Rectorragia d. Metrorragia

1606. Sustancia que provoca un estado de activación, acelerando el funcionamiento habitual del cerebro:
a. Antidepresivo b. Euforizante
c. Hipnótico d. Estimulante

1607. Expulsión de sangre en las heces:
a. Hematuría b. Melenas
c. Esteatorrea d. Rectorragia

1608. Hemorragia nasal:
a. Rinorrea b. Hemoptisis
c. Otorragia d. Epistaxis

1609. Zumbido de oídos:
a. Hipoacusia b. Acúfenos
c. Otorrea d. Otalgia

1610. Aumento de secreción vaginal:
a. Salpingitis b. Leucorrea
c. Dismenorrea d. Endometritis

1611. Dolor de oídos:
a. Hipoacusia b. Acúfenos
c. Otorrea d. Otalgia

1612. Micción dolorosa:
a. Disuria b. Poliuria
c. Polaquiuria d. Anuria

1613. Inflamación de la lengua:
a. Gingivitis b. Estomatitis
c. Glositis d. Ninguna es correcta

1614. Salida de sangre por el oído:
a. Hipoacusia b. Acúfenos
c. Otorragia d. Otalgia

1615. Realizar muchas micciones con poca cantidad de orina:
a. Disuria b. Poliuria
c. Polaquiuria d. Anuria

1616. A las pastillas para dormir se les conoce como..
a. Antidepresivo b. Euforizante
c. Hipnótico d. Estimulante

1617. La mejor prueba para realizar una exploración del tubo digestivo es..
a. La radiografía simple
b. La endoscopia
c. La ecografía
d. La radiografía de contraste

1618. ¿Qué es el Prurito?
a. Dolor al rascarse
b. Un tipo de exploración
c. Un picor intenso
d. Un sonido respiratorio

1619. La alteración apreciable por el médico se conoce como..
a. Somática b. Síndrome
c. Síntoma d. Signo

1620. Se conoce como Menarquia:
a. Menstruación dolorosa
b. Desaparición de la menstruación
c. Primera hemorragia menstrual
d. Menstruación arrítmica

1621. La glucosuria es..
a. la presencia de glucosa en las frutas
b. la presencia de glucosa en la sangre
c. la presencia de glucosa en el L.C.R
d. la presencia de glucosa en la orina

1622. A la inflamación de la mucosa de la cavidad bucal, se le llama..
a. Gingivitis b. Estomatitis
c. Glositis d. Ninguna es correcta

1623. Inflamación de las encías:
a. Gingivitis b. Estomatitis
c. Glositis d. Ninguna es correcta

1624. ¿NO es una característica esencial del término 'calidad'?
a. Subjetividad b. Relativa
c. Específica d. Todas lo son

1625. ¿De quién es la siguiente afirmación? Trabajar en calidad consiste en diseñar, producir y servir un bien o servicio que sea útil, lo más económico posible y siempre satisfactorio para el usuario
a. Thomas b. Wilson
c. Kamotto d. Ishikawa

1626. ¿Cuáles son los dos aspectos básicos del concepto calidad?
a. Calidad operativa y calidad direccional
b. Calidad técnica y calidad percibida
c. Calidad total y calidad parcial
d. Calidad mínima y calidad máxima

1627. Con respecto a la calidad:
a. La calidad es intangible
b. No existe la economía de la calidad
c. Un producto de calidad es un producto de lujo
d. Se origina en el departamento de calidad

1628. Según la definición que la OMS da de la calidad de la asistencia sanitaria, ¿Cuál de los siguientes no es un criterio al cual responda?
a. Criterio práctico b. Criterio técnico
c. Criterio interpersonal d. Criterio económico

1629. ¿Qué es la eficiencia?
a. Balance positivo de la relación riesgo/beneficio
b. Capacidad del profesional de utilizar plenamente los conocimientos en la tarea de proporcionar salud y satisfacción a los usuarios
c. Es el grado de aplicación de los conocimientos y tecnología médica disponible
d. Es la relación entre el impacto real de un servicio y su coste de producción

1630. ¿Cuál de las siguientes no es una característica de una oferta de servicios de alta calidad en la asistencia sanitaria institucionalizada?
a. Accesible b. Segura
c. Adecuada a la demanda d. Barata

1631. Objetivo de la calidad total:
a. Satisfacer las necesidades del cliente, tanto interno como externo
b. Obtener los mejores resultados al coste más bajo
c. Obtener unos resultados medios a un coste medio
d. todas son falsas

1632. Conjunto de síntomas y signos que suelen aparecer debido a la insatisfacción laboral:
a. Síndrome del desempleado
b. Síndrome laboral
c. Síndrome del *burn out*

1633. Debido a la importancia de la estandarización debe uniformarse:
a. Terminología y abreviaturas
b. Formato de informes
c. Todos los sistemas de anotaciones
d. Todas las anteriores son correctas

1634. Las normas ISO 9000 abordan la calidad desde:
a. Los conceptos y elementos
b. Los modelos de implantación del sistema de calidad
c. Las temáticas de interés
d. Todas las anteriores

1635. ISO que describe los requisitos que deben implantarse en una empresa para asegurar que cumple con la norma de calidad predefinida
a. 9001   b. 9002   c. 9003   d. 9000

1636. NO es un enfoque clásico que se siga para realizar el control de calidad
a. Estructura   b. Forma
c. Proceso   d. Resultado

1637. El control de calidad de la asistencia sanitaria cuanta con (fases):
a. 3   b. 4   c. 5   d. Todas falsas

1638. Según la OMS, NO es un componente de la atención médica, que debe ser tenido en cuenta para diseñar un programa de control de calidad:
a. La utilización de recursos
b. La gestión del riesgo
c. El enfoque del análisis
d. La práctica profesional

1639. El patrón de referencia del control de calidad es 'Conjunto..
a. ...indicador-criterio-estándar
b. ...dimensión-extensión-capacitación
c. ...criterio-dimensión-control
d. Ninguna de las anteriores

1640. Un criterio es:
a. El valor que señala el límite diferenciador entre calidad aceptable e inaceptable
b. Características predeterminadas de la atención sanitaria, deseables o indeseables, que se pueden comparar con la asistencia prestada
c. El grado de cumplimiento de un estándar en una situación determinada
d. El grado de adhesión a lo establecido, es decir, el grado de cumplimiento

1641. Un manual de calidad sirve para:
a. establecer e implantar un sistema de calidad
b. determinar los procedimientos y prácticas relativas a la calidad de una organización
c. recopilar los planes formales interdepartamentales utilizados para planificar la calidad de la empresa
d. Todas son correctas

1642. En lo relativo al manual de calidad, señale la respuesta correcta:
a. Es el patrón de referencia para evaluar los procedimientos
b. Evidencia la incapacidad operativa del sistema de calidad
c. Es de interés para la formación interna
d. Sirve para planificar la calidad

1643. No es objetivo del manual de calidad
a. Definir las condiciones generales que hay que cumplir para implantar el programa de calidad en el hospital
b. Contribuir a la formación de los trabajadores y a la normalización y formalización del comportamiento
c. Establecer los procedimientos necesarios para cumplir las condiciones legales que la administración imponga
d. Todas son objetivos del manual

1644. Las vitaminas liposolubles son:
a. Vitamina C, B1 y B6
b. Vitamina B1, B2, B6 y B12
c. Vitamina A, D, K y E
d. Tiamina, biotina, acido fólico y niacina

1645. Escala e índices:
a. La escala de Pleiffer consta de 5 items y valora la capacidad funcional
b. El índice de Katz consta de 6 items y valora las actividades avanzadas de la vida diaria
c. El índice de Barthel consta de 10 items y la puntuación para la máxima dependencia es de 100
d. El MEC (Miniexamen cognoscitivo) de Lobo es una escala para la valoración del deterioro intelectual del anciano

1646. 'Geriatría':
a. Diagnóstico y tratamiento de las enfermedades agudas y crónicas en el anciano
b. Recuperación funcional en el anciano
c. Trastornos y enfermedades de la vejez
d. Estudio científico de la vejez y de todos los fenómenos del envejecimiento en general

1647. Arteria usada para tomar el pulso
a. Humeral   b. Braquial
c. Radial   d. Femoral

1648. Pertenece a las ABVD:
a. Continencia de esfínteres
b. Tomar medicación
c. Utilizar el transporte público
d. Realizar actividades lúdicas

1649. La regulación de la temperatura corporal se lleva a cabo en:
a. El hígado   b. El hipotálamo
c. El cerebelo   d. Las axilas

1650. Son tipos de insulina:
a. Ultrarápida, rápida, intermedia y veloz
b. Ultrarápida, regular, NPH, y prolongada
c. Rápida, regular, intermedia y HPA
d. Rápida, NPH, prolongada y detenida

1651. Forma más frecuentes de Diabetes Mellitus:
a. Diabetes tipo I   b. Diabetes estacional
c. Diabetes tipo II   d. Diabetes gestacional

1652. Los alimentos cuya composición principal son las proteínas y el calcio, se conocen como:
a. Energéticos   b. Plásticos
c. Reguladores   d. Ligth

1653. Cuáles son dos determinaciones antropométricas en nutrición?
a. Peso y tamaño de pies
b. Talle y perímetro torácico
c. Perímetro braquial y pliegues cutáneos
d. Pliegues cutáneo y grosor del cuello

1654. Una dieta rica en fibra:
a. Es una medida no farmacológica de prevención del estreñimiento
b. Es una medida farmacológica de prevención del estreñimiento
c. Es una medida para ganar peso
d. Es una obligación del dietista prescribirla

1655. Un enema evacuante está contraindicado:
a. Cuando existe obstrucción intestinal
b. Antes y después del parto
c. Para obtener una muestra de heces
d. En caso de estreñimiento

1656. Cada cuánto tiempo hay que realizar cambios posturales a un paciente con sujeción mecánica
a. Cada vez que lo pida el paciente
b. Cada 10-12 horas
c. Cada 2-3 horas
d. Cada 24 horas

1657. En las unidades de psiquiatría, los dispositivos mas utilizados para la sujeción mecánica utilizan un sistema:
a. Digital   b. Magnético
c. Manual   d. Eléctrico

1658. Respecto a la terapia ocupacional ¿qué tres actividades son fundamentales en el anciano?
a. La bipesdetación activa, las AVD y el programa terapéutico
b. Las AVD, el programa de rehabilitación y el programa terapéutico
c. No son tres sino dos: las AVD y el programa de rehabilitación
d. La bipesdetación activa, las AVD y el programa de rehabilitación

1659. Que es la ergoterapia:
a. Una rehabilitación a través de trabajos no remunerados
b. Una actividad a través de actividades recreativas
c. Una rehabilitación en pacientes inmovilizados
d. Una rehabilitación a través de trabajos remunerados

1660. Tras la muerte, el Rigor Mortis abandona el cuerpo a las:
a. 48 h   b. 24 h   c. 96 h   d. 15 h

1661. ¿Qué es el luto?
a. Es el proceso a través del cual el duelo se procesa o altera
b. Es una conducta obsesiva ante la muerte
c. Es un estado de incredulidad ante la muerte
d. Es el estado de una persona que ha experimentado la pérdida de un ser allegado

1662. Los ejercicios vesicales sirven para:
a. mejorar la circulación sanguínea del anciano
b. evitar el dolor de cabeza en el anciano
c. evitar la incontinencia urinaria en el anciano
d. mejorar la función hepática en el anciano

1663. Al realizar un correcto aseo en el anciano no se pretende:
a. Conservar el buen estado de la piel
b. Estimular la circulación sanguínea
c. Refrescar al paciente
d. Activar el metabolismo basal

1664. Uno de los criterios que estableció Barlett para realizar la educación sanitaria en enfermos es:
a. La individualización en la educación
b. El conocimiento no es necesario para modificar la conducta

1665. El Habeas Corpus se regula en:
a. El art. 42 de la Constitución
b. El art. 17 de la Constitución
c. La Ley de la jurisdicción contencioso-administrativa

1666. El articulo 149 de la Constitución española establece que el Estado tiene competencia exclusiva sobre:
a. Las bases de régimen minero y energético
b. La asistencia social
c. La sanidad e higiene
d. La artesanía

1667. Derrame serosanguinolento por la vagina días después del parto:
a. metrorragia   b. exudado
c. loquios   d. edema

1668. Es un signo..
a. la angustia   b. la hipertensión
c. la fiebre   d. B y C son correctas

1669. Estudia la función respiratoria::
a. endoscopia   b. broncoscopia
c. espirometría d. fibrobroncoscopia

1670. Aire en la cavidad pleural
a. neumotórax   b. hemotórax
c. pleuritis   d. hidrotórax

1671. Inflamación de la lengua:
a. disfagia   b. piorrea
c. halitosis   d. glositis

1672. ¿Qué es un coprocultivo?
a. un estudio del exudado vaginal
b. un estudio del exudado laríngeo
c. un estudio bacteriológico de las heces
d. ninguna de las anteriores es correcta

1673. Enfermo con incontinencia::
a. tiene hemorragias digestivas
b. no controla sus micciones
c. no tiene apetito
d. tiene líquidos en la cavidad pleural

1674. Disfagia:
a. Acumulación de gases en el intestino
b. Aparece en diabetes, asociada a polifagia
c. Enfermedad del aparato digestivo
d. Síntoma frecuente en alteraciones patológicas del esófago

1675. La osteomalacia consiste en:
a. Aumento de la deformación del hueso
b. Disminución protéica del hueso
c. Descalcificación que conlleva un reblandecimiento de los huesos
d. Disminución de la destrucción ósea

1676. Necesidad de orinar por la noche:
a. polaquiuria   b. nicturia
c. tenesmo vesical d. disuria

1677. ¿Qué mide el histerómetro?
a. la vagina   b. el útero
c. el pene   d. la cavidad pélvica

1678. Proteinuria es..
a. presencia de proteínas en la sangre
b. el % de proteínas por mm3 de sangre
c. presencia de proteínas en los alimentos
d. presencia de proteínas en la orina

1679. Dilatación permanente de los alvéolos pulmonares:
a. enfisema   b. neumotórax
c. atelectasia   d. bronquiectasia

1680. ¿Qué son las petequias?
a. bacterias patógenas de la piel
b. un tipo especial de anticuerpos
c. hemorragias de tipo puntiforme
d. una pequeñas proteínas

1681. Hematuria es:
a. presencia de sangre en la orina
b. presencia de proteínas en la orina
c. escozor y dolor al orinar
d. presencia de azúcar en la orina

1682. Anorexia es:
a. aumento de oxígeno en los tejidos
b. ausencia de apetito
c. disminución de oxígeno en los tejidos
d. ninguna de las anteriores es correcta

1683. Bajada de frecuencia respiratoria:
a. ortopnea   b. taquipnea
c. bradipnea   d. disnea

1684. Para aliviar la flatulencia:
a. sedante   b. emoliente
c. espectorante d. carminativo

1685. Coloración azul de piel y mucosa:
a. cianosis   b. anoxia
c. albuminosis   d. ictericia

1686. La Taquipnea es frecuencia...
a. ... cardiaca superior a lo normal
b. ... respiratoria inferior a lo normal
c. ... respiratoria superior a lo normal
d. ... cardiaca inferior a lo normal

1687. El artículo 43 de la Constitución reconoce el derecho a la:
a. Participación
b. Protección de la salud
c. Libertad y seguridad
d. Educación

1688. ¿Tienen derecho los ciudadanos al acceso a su historial médico?
a. Sí, siempre
b. No, nunca
c. Solo si se traslada a otra provincia
d. Solo si es una enfermedad grave

1689. El autoclave esteriliza por:
a. Calor seco   b. Vapor de agua
c. Óxido de Etileno   d. Glutaraldehido

1690. ¿De qué es sinónimo antisepsia?
a. Desinfección   b. Asepsia
c. Desinsectación   d. Esterilización

1691. Entre los inconvenientes que presenta la esterilización en autoclave, destaca el que:
a. Deteriora los materiales de plástico
b. Deja residuos
c. Contamina
d. Su utilización es peligrosa

1692. Junto con el autoclave, ¿cuál es uno de los métodos de esterilización más extendido en los hospitales?
a. Óxido de Etileno   b. Peróxido de hidrógeno
c. Tindalización   d. Radiación en frío

1693. Cuando hablamos de caducidad de la esterilización nos referimos..
a. Al buen aspecto del empaquetado
b. Al número de ciclos de esterilización
c. Al tiempo que la esterilización mantiene su esterilidad
d. Es un control interno físico

1694. 'Movilización pasiva' es la que:
a. realizas sin ningún esfuerzo
b. realiza el celador sin ayuda
c. no realizas
d. se realiza a quien no puede colaborar

1695. La posición más idónea para la colocación de una sonda vesical es:
a. Trendelemburg   b. Decúbito supino
c. Decúbito prono d. Decúbito lateral izquierdo

1696. Objetivo primordial al movilizar pacientes:
a. Realizar exploraciones de enfermería
b. Realizar una buena higiene
c. Prevenir la aparición de úlceras por presión
d. Ayudar a dormir al paciente

1697. Aseo del enfermo: Es FALSA:
a. La temperatura del agua debe ser de 20 C
b. Hay que cambiar el agua cada vez que sea necesario
c. Hay que estimular al paciente para que colabore con su aseo
d. Hay que evitar las corrientes de aire en la habitación

1698. ¿Qué debemos de tener en cuenta al lavar los ojos a un paciente?
a. Lavarlos siempre del lagrimal hacia afuera
b. Utilizar siempre una loción desinfectante
c. Lavarlos después del resto de la cara
d. Hay que limpiarlos en seco

1699. En el aseo del enfermo encamado lo último que debe lavarse es:
a. Las piernas y los pies
b. La región genital
c. Ojos
d. Espalda y nalgas

1700. Las prótesis bucales en los pacientes inconscientes:
a. Hay que retirarlas siempre
b. Hay que retirarlas sólo por las noches
c. Hay que dejarlas puestas
d. Hay que retirarlas para limpiarlas y volverlas a colocar

1700

1701. Temperatura del agua para el aseo e higiene del paciente:
a. 17ºC   b. 37ºC   c. 20ºC   d. 47ºC

1702. Para colocar un enema al enfermo, se debe colocar en posición de:
a. Decúbito lateral   b. Decúbito prono
c. Trendelemburg   d. Genupectoral

1703. Cuando un paciente se va de alta hospitalaria, debe comunicarse al servicio de:
a. Recepción   b. Dietética
c. Admisión   d. Administración

1704. Constituye material séptico:
a. Cuñas   b. Palanganas
c. Botellas de orina   d. Todas son correctas

1705. La práctica de la eliminación de los gérmenes en los suelos se denomina:
a. Limpieza   b. Desinfección
c. Esterilización   d. Desinsectación

1706. ¿Qué es lo primero que se debe hacer antes de movilizar a un paciente que lleva tiempo encamado?
a. Quitar la almohada
b. Debemos poner la barandilla de protección
c. Hacerle girar y sentarle al borde de la cama
d. Explicarle al paciente el procedimiento

1707. Según Lalonde los determinantes del nivel de salud de la población son cuatro, señala cual de ellos es el de máxima influencia
a. Factores biológicos
b. Factores del medio ambiente
c. Sistema de asistencia sanitaria
d. Estilo de vida

1708. Cuando se consigue el máximo beneficio con un coste bajo, se ha realizado una gestión:
a. Eficaz   b. Efectiva   c. Eficiente   d. Útil

1709. 'Limitación del esfuerzo terapéutico' es:
a. Omisión que permite que otra causa concomitante e inevitable produzca la muerte del individuo
b. Instrucción o toma de decisión para que no se empleen maniobras de reanimación cardiopulmonar en un paciente que ha dejado de respirar y/o se le ha parado el corazón
c. Decisión de restringir o cancelar algún tipo de medidas cuando se percibe una desproporción entre los fines y los medios terapéuticos, con el objetivo de no caer en la obstinación terapéutica
d. Decisión de descartar el uso de una intervención médica, ya sea no recurriendo a ella, ya sea renunciando a ella, cuando no está cumpliendo con los objetivos terapéuticos perseguidos

1710. ¿Qué escala de valoración no se utiliza para medir el grado de independencia de las actividades básicas de la vida diaria?
a. Índice de Barthel
b. Escala de valoración funcional de la Cruz Roja
c. Índice de KATZ
d. Cuestionario de Barber

1711. A continuación se enuncian algunos de los modelos de enfermería desarrollados a lo largo de la historia de la disciplina enfermera. Entre las respuestas una es FALSA:
a. Modelo de enfermería de Orem centrado en el autocuidado
b. Teoría jerárquica de las necesidades de Maslow
c. Modelo de Virginia Henderson
d. Modelo de sistemas de Callista Roy

1712. 'Diagnóstico de enfermería'
a. Problema potencial o real que puede aparecer como complicación de la enfermedad primaria, pruebas diagnósticas, tratamientos médicos o quirúrgicos
b. Epígrafe que da una descripción concisa de un problema de salud
c. Problema de salud real o potencial (de un individuo, familia o grupo) que las enfermeras pueden tratar de forma legal e independiente, iniciando las actividades de enfermería para prevenirlo, resolverlo o reducirlo
d. Problema de salud que ha afectado puede afectar o afecta a un paciente o familia

1713. Se presenta un usuario con una herida y constatamos el estado de vacunación del mismo, según los Patrones funcionales de Marjory Gordon, estaríamos ante el patrón:
a. Nutricional/ metabólico
b. Percepción/ mantenimiento de la salud
c. Actividad/ejercicio
d. Sueño/descanso

1714. Según la NANDA, si decimos que todo tratamiento basado en el conocimiento y juicio clínico que realiza un profesional de enfermería para obtener resultados sobre el paciente /cliente, estamos definiendo:
a. La intervención enfermera
b. El diagnóstico del enfermero
c. El resultado enfermero
d. Ninguna de las anteriores

1715. ¿Cuál de las siguientes no es una etapa del proceso de Enfermería?
a. Entrevista   b. Valoración
c. Ejecución   d. Evaluación

1716. La técnica que consiste en repetir lo mismo que el paciente dice:
a. Repetición   b. Clarificación
c. Validación   d. Paráfrasis

1717. ¿En cuál de los siguientes proyectos de Educación para la Salud (EpS) es conveniente que estén presentes familia y cuidador principal:
a. EpS para niños asmáticos
b. EpS para pacientes con diabetes
c. EpS en obesos
d. Todas son correctas

1718. Los sistemas de información:
a. Facilitan el trabajo y las metas de la organización sanitaria
b. Facilitan las actividades de planificación y vigilancia epidemiológica
c. Orientan en la de toma de decisiones ante un problema de salud
d. A y B son ciertas

1719. Se pueden utilizar en Atención Primaria la clasificación:
a. NANDA   b. CIE9
c. IC-Procces-PC   d. Las tres

1720. Si realizamos una encuesta de satisfacción a los usuarios sobre los servicios prestados en Atención Continuada estaremos realizando una evaluación:
a. De proceso
b. De estructura
c. De resultados
d. Ninguna de ellas

1721. NO constituye una etapa en un proceso de investigación:
a. Fase preliminar
b. Recogida de datos
c. Fase hipotética
d. Fase de planificación

1722. Obtener conclusiones inapropiadas a nivel individual a partir de estudios basados en áreas geográficas:
a. Falacia ecológica
b. Sesgo de selección
c. Inferencia causal
d. Factor de confusión

1723. Entre las limitaciones de los estudios de cohortes, es falso que
a. No son útiles para estudiar enfermedades poco frecuentes
b. Requieren un número bajo de participantes
c. Si son prospectivos suelen ser de larga duración
d. Tiene un elevado coste

1724. Los pesos de 10 personas tomadas al azar son: 69,2; 75,8; 89,1; 97,2; 86,3; 67,3; 78,5; 99,8; 77,6; 81,5; ¿Cuál es la mediana de dicha relación?
a. 80,0   b. 81,5   c. 79,8   d. 78,6

1725. La principal estrategia para el control de la tuberculosis es:
a. Realizar la prueba de tuberculina al menos una vez cada 5 años a la población
b. La detección y el tratamiento precoz de los enfermos tuberculosos
c. Búsqueda urgente de contactos
d. B y C son ciertas

1726. La declaración de Alma-Ata fue adoptada por aclamación por la Conferencia Internacional sobre Atención Primaria de Salud en el año:
a. 1978   b. 1979   c. 1976   d. 1986

1727. La rehabilitación es:
a. Prevención Primaria de salud
b. Prevención secundaria de salud
c. Promoción de la salud
d. Prevención terciaria de salud

1728. Índice de masa corporal 40 indica:
a. Infrapeso
b. Normal
c. Sobrepeso
d. Obesidad

1729. 'Esperanza de vida' es indicador:
a. Positivo de salud
b. Está ligado a la mortalidad de un país
c. Negativo de salud
d. A y B son ciertas

1730. ¿Quién elaboró el modelo del continuo salud-enfermedad?
a. Laframboise
b. Ignaz Philip Semmelweis
c. Milton Terris
d. John Snow

1731. Después de haberse identificado un conjunto de problemas de salud de la población, la siguiente fase sería:
a. Priorizar el problema con una mayor vulnerabilidad
b. Determinar prioridades
c. Determinar el factor de mayor trascendencia
d. Ninguna de las anteriores

1732. Cuando hablamos de promoción de la salud nos dirigimos:
a. A toda la población
b. A la población marginal
c. Población en riesgo
d. Población sana

1733. Con respecto al cribado de cáncer de ovario en la población femenina, el programa de actividades de promoción y prevención recomienda:
a. Se recomienda realizarse una ecografía anual
b. No hay pruebas científicas para recomendar el cribado sistemático
c. Realizar una citología cada 3-5 años
d. Todas son ciertas

1734. A continuación se enumeran algunas de las reacciones adversas sistémicas relacionadas con las vacunas. Señale la respuesta correcta:
a. Fiebre/afectación del estado general
b. Signos articulares (artralgías)
c. Erupciones cutáneas
d. Todas son correctas

1735. La Educación para la Salud pretende:
a. Ser un instrumento para la Epidemiología
b. Ayudar a desarrollar estilos de vida saludables
c. Ser una herramienta para medir la calidad de vida
d. Todas son correctas

1736. El modelo de educación para la salud que fomenta el autocuidado y la responsabilización del individuo y la comunidad en la promoción de su salud, así como la participación activa de los usuarios en todos los niveles de decisión, empleando fundamentalmente la dinámica de grupos como técnica de trabajo, es el.
a. Modelo biomédico, asistencial o educación para la salud informativa prescriptiva
b. Modelo comunitario o educación para la salud participativa
c. Modelo preventivo/crítico o educación para la salud basada en el comportamiento
d. Modelo de interacción conocimiento-emancipación

1737. En los cambios posturales en el paciente encamado, es incorrecto:
a. Se debe evitar la presión mediante la utilización de sistemas que disminuyan la presión en la prominencias óseas
b. Los cambios posturales deben realizarse cada 6 u 8 horas como máxima y puede utilizarse material textil de apoyo como almohadas
c. La situación clínica del paciente, la influencia de los factores de riesgo así como su intensidad pueden condicionar la frecuencia de los cambios posturales

1738. En relación al programa de cambios posturales:
a. Al realizar los cambios posturales evitaremos arrastrar al paciente
b. La movilización se realizará girando al paciente
c. Ambas respuestas son correctas

1739. Traslada usted a un paciente en camilla y debe entrar en un ascensor:
a. Primero usted de espalda tirando de la cabecera
b. Primero los pies del paciente empujando usted desde la cabecera
c. Primero usted de espalda tirando de los pies del paciente

1740. Cuál de las siguientes técnicas ejerce la mínima tensión en la espalda de la persona que la realiza:
a. Utilizar tres personas o más para trasladar al paciente
b. Trasladar el propio peso hacia atrás para levantar a un paciente de la cama
c. Mantener las piernas rectas mientras se levanta a un paciente

1741. De los desinfectantes que se citan a continuación, el más aconsejable en clínica humana para las heridas superficiales es:
a. Agua oxigenada
b. Compuestos Catiónicos
c. Alcohol etílico de 70º

1742. Una solución que bloquea la multiplicación y crecimiento de las bacterias es:
a. Esterilizante
b. Bactericida
c. Bacteriostática

1743. La ebullición es un método:
a. Para la desinfección
b. Para la esterilización
c. Muy usado para esterilizar jeringas y agujas

1744. En un centro de salud se usan como indicadores o testigos de esterilización:
a. Biológicos
b. Químicos (testigos termosensibles que cambian de color)
c. Ambas respuestas

1745. En la limpieza del instrumental de quirófano, para eliminar los restos de materia orgánica antes de someterlo a esterilización:
a. Hay que lavarlo en primer lugar con agua corriente y fría para suprimir los restos de materia orgánica
b. En segundo lugar debe lavarse con agua caliente, jabón y cepillo
c. Son correctas ambas respuestas

1746. La esterilización:
a. Destruye las bacterias, virus, hongos y cualquier forma de vida
b. Destruye las formas de resistencia de las bacterias (esporas)
c. Las respuestas A y B son correctas

1747. Método de esterilización más usado en los hospitales, de eficacia probada, manejo fácil y económico:
a. Estufa de calor seco
b. Incineración
c. Estufa de calor húmedo (vapor de agua)

1748. Los materiales de uso único de producción industrial (jeringas, agujas, sondas, catéteres, etc.) una vez embalados y etiquetados se esterilizan en:
a. Autoclave
b. Frío
c. Solución de un desinfectante

1749. El formol sirve para:
a. Desinfectar materiales instrumentales
b. Esterilizar materiales instrumentales
c. Esterilización del aire

1750. La esterilización en frío usa:
a. Radiaciones alfa
b. Radiaciones beta
c. Radiaciones gamma

1751. No es correcta:
a. Todo material desinfectado está esterilizado
b. Todo material esterilizado está desinfectado
c. El autoclave utiliza calor húmedo como medio de esterilización

1752. El cepillado de dientes debe hacerse:
a. Como mínimo una vez al día antes de acostarse
b. Con la ayuda de una seda dental
c. Ambas son correctas

1753. El lavado de los genitales del paciente encamado se realiza:
a. De delante hacia atrás (de pubis a ano)
b. Colocando una cuña debajo de la pelvis
c. Ambas son correctas

1754. La higiene bucal de un paciente inconsciente debe hacerse:
a. Con la cabeza ladeada
b. Con la cabeza boca arriba
c. Con un cepillo dental

1755. En el aseo del paciente encamado lo último que debe lavarse es:
a. Las piernas y pies
b. La región genital
c. No importa el orden en que se haga el lavado

1756. Sólo una es correcta:
a. En caso de fiebre el baño debe ser tibio o frío con el fin de bajar la temperatura corporal
b. La ducha tiene un efecto relajante
c. El baño tiene un efecto estimulante

1757. El baño o ducha en el paciente cumple múltiples finalidades, excepto una de las que se citan:
a. Modificar el pH de la piel para evitar sudoración
b. Estimular la circulación sanguínea
c. Favorecer la propia autoestima

1758. En el lavado higiénico del paciente hospitalizado debe utilizarse en la medida de lo posible:
a. Jabones neutros
b. Biombo de aislamiento cuando hay que asearlo en una habitación compartida
c. Las respuestas A y B son correctas

1759. Generalmente la temperatura del agua para el aseo e higiene del paciente, salvo excepciones es de:
a. 27ºC   b. 37ºC   c. 47ºC

1760. Qué posición corporal de las siguientes no se incluya en un programa de cambios posturales:
a. Decúbito supino
b. Decúbito lateral
c. Litotomía

1761. ¿Cuál es la diferencia entre los conceptos de reanimación cardio-pulmonar y soporte vital básico?
a. La RCP se compone de una serie de maniobras, mientras que el SV es un conjunto de conocimientos teóricos
b. El SV es la continuación de la RCP básica, pero con personal experto y equipo especializado
c. El SV es un concepto más amplio que integra, junto con las maniobras de RCP contenidos referidos a la prevención y difusión de los conocimientos a la población
d. En nada, es lo mismo

1762. Posición en que debemos colocar a un paciente inconsciente que necesite cuidados de reanimación cardio-pulmonar
a. Posición lateral de seguridad
b. Trendelemburg
c. Decúbito supino con la cabeza en hiperextensión
d. Decúbito supino con la cabeza ladeada

1763. Maniobra que consiste en abrazar al paciente desde la espalda y ejercer una fuerte presión sobre la zona del abdomen, en caso de atragantamiento:
a. de Rodeo   b. de Papanicolau
c. de Heimlich   d. de Wersma

1764. Tras un accidente automovilístico, el accidentado sufre la amputación del brazo izquierdo. ¿cómo trasladaríamos el miembro amputado hasta el hospital?
a. No es necesario trasladarlo, pues los miembros amputados traumáticamente nunca pueden volver a reimplantarse
b. No es importante la forma de trasladarlo, lo urgente es que llegue pronto
c. Dentro de una bolsa en contacto directo con hielo
d. Dentro de una bolsa, y esta a su vez, dentro de otra que contenga hielo, pero sin estar en contacto directo con el miembro

1765. El personal estatutario temporal:
a. No tiene derecho a percibir retribuciones en concepto de trienios, ya que este concepto únicamente lo cobra el personal estatutario fijo
b. Tiene reconocido el derecho a percibir trienios en virtud de lo dispuesto en la Ley 2/2007, de 12 de abril, del Estatuto Básico del Empleado Público
c. No existe
d. Cobran las retribuciones que, en cada caso, su superior inmediato decida

1766. 'Empatía' es:
a. Estar de acuerdo en todo
b. Ponerse en el lugar de la otra persona
c. Observar a la persona
d. Compartir la misma opinión

1767. 'Comunicación' es:
a. Transmitir o intercambiar información
b. Estudio de significado de las palabras
c. Idea u opinión que se tiene de una cosa
d. Relación afectiva entre dos personas

1768. La sensación de control emocional es un comportamiento:
a. Agresivo   b. Asertivo
c. Pasivo   d. Pasivo-Agresivo

1769. Es un elemento de la bioética:
a. Dignidad   b. Bienestar
c. Beneficencia   d. Libertad

1770. Proteger los derechos de los pacientes es una función de:
a. Comisión de Calidad
b. Comités de Ética
c. Comisión de Investigación
d. Ninguna de las tres tiene dicha función

1771. Algunas de las funciones que desempeñan las unidades de prevención de riesgos laborales son:
a. La información y formación de los trabajadores
b. La elaboración de planes y actuaciones a desarrollar en situaciones de emergencia
c. La evaluación de los factores de riesgo que puedan afectar a la seguridad y salud de los trabajadores en los términos previstos en el artículo 16 de la Ley de Prevención de Riesgos Laborales
d. Todas las anteriores son correctas

1772. ¿Qué principio ético supone el reconocimiento del derecho del paciente a participar en la toma de las decisiones sanitarias que le puedan afectar?
a. Principio de Autonomía
b. Principio de Beneficencia
c. Principio de Justicia
d. Principio de no Maleficencia

1773. No realizar tareas determinadas en el momento indicado es:
a. Daño intencionado
b. Agravio
c. Negligencia
d. Olvido

1774. Úlceras por presión:
a. Es un órgano de protección
b. Son lesiones de la piel en los que afecta a la dermis, epidermis y capas profundas
c. Es un epitelio pavimentoso, estratificado, queratizado
d. Es una capa de tejido conjuntivo

1775. Sería un error en un cambio postural:
a. Efectuar cambios cada 2 ó 3 horas
b. Arrastrar al paciente
c. Repartir el peso del cuerpo por igual
d. Registrar los horarios de cada cambio

1776. En el protocolo general de tratamiento de úlceras debe evitarse:
a. Suero fisiológico
b. Cremas a base de colágeno
c. Solución antiséptica
d. Cubrir la herida con apósitos estériles

1777. ¿Qué factor no facilita la información?
a. Escoger un lugar adecuado
b. La escucha activa
c. Pedir opinión, flexibilidad
d. Un lugar inadecuado

1778. El ensañamiento terapéutico son situaciones dadas en:
a. Eutanasia activa
b. Eutanasia pasiva
c. Distanasia
d. Adistanasia

1779. El secreto profesional vá ligado a:
a. La confidencialidad
b. La intimidad
c. La individualidad
d. Las respuestas A y B son correctas

1780. 'alimentación' es:
a. la forma de proporcionar al organismo los alimentos que le son indispensables
b. el conjunto de procesos materiales y esenciales para el mantenimiento de la vida
c. el conjunto de procesos gracias a los que el organismo recibe y utiliza las sustancias químicas contenidas en los alimentos
d. la absorción a nivel intestinal de los alimentos ingeridos

1781. Los huesos del cráneo son:
a. Radiados   b. Cortos
c. Planos   d. Papiráceos

1782. Según la OMS, la caída es:
a. La consecuencia de cualquier acontecimiento que hace al paciente cambiar de posición
b. La pérdida de equilibrio del paciente
c. La consecuencia de cualquier acontecimiento que precipita al paciente al suelo en contra de su voluntad
d. La pérdida involuntaria del equilibrio

1783. Previenen la sequedad de boca en el anciano:
a. Alimentos lácteos b. Hidratos de carbono
c. Proteínas   d. Sopas

1784. La mesoterapia es:
a. terapia estomacal
b. Parte de la terapia ocupacional
c. Terapia por masaje
d. Ninguna de las anteriores

1785. Posición preferente ante un edema perimaleolar:
a. Con los brazos levantados
b. Elevando las piernas por encima de la horizontal
c. En posición sentado
d. Ninguna de las anteriores

1786. Cinesiterapia es:
a. Terapia a través del cine
b. Terapia a través del movimiento
c. Terapia a través de micro-ondas
d. Ninguna de las anteriores

1787. Transportan el oxígeno:
a. Linfocitos   b. Hematíes
c. Glóbulos blancos d. Las tres

1788. Ergoterapia es::
a. Terapia a través del juego
b. Terapia a través del trabajo
c. Terapia por micro-ondas
d. Ninguna de las anteriores

1789. Articulaciones de la rodilla
a. 1   b. 2   c. 3   d. 4

1790. La médula ósea normalmente no es activa para la hematopoyesis más que en ciertos puntos del organismos. ¿Cuál NO es habitual?
a. Esternón   b. Cúbito
c. Clavícula   d. Vértebras

1791. Nuestras vértebras lumbares son
a. 3   b. 5   c. 7   d. 9

1792. La lámpara Sollux se usa para:
a. Aplicación de frío
b. Aplicación de calor
c. Aplicación de masaje
d. Ninguna de las anteriores

1793. Tiempo medio para la administración de un enema, en minutos..
a. 2   b. 5   c. 20   d. 60

1794. ¿Para qué se utilizan los enemas medicamentosos?
a. Examen radiológico
b. Administración de medicamentos
c. Expulsión de gases
d. Facilitar deposición

1795. Una sustancia es desinfectante cuando mata..
a. todos los microorganismos
b. hongos y bacterias
c. muchos microorganismos o por lo menos impide su multiplicación
d. los hongos

1796. Enema carminativos son:
a. Enemas para exploración con Rayos X
b. Enemas de limpieza
c. Enemas para expulsar gases de colon
d. Ninguno de los anteriores

1797. ¿Qué temperatura normal sería la tomada en boca, axila y recto?
a. 36,5º - 37º - 36º
b. 37º - 36,5º - 37,5º
c. 37º - 37,5º - 36,5º
d. 38º - 37,5º - 36,5º

1798. Los testículos son glándulas..
a. Endocrinas   b. Exocrinas   c. Mixtas

1799. Reproducción de las células sexuales
a. Mitosis b. Midriasis c. Micosis d. Meiosis

1800. Las fosas nasales sirven para..
a. Humidificar, lubricar y filtrar
b. Calentar, lubricar y filtrar
c. Filtrar, secar y calentar
d. Humidificar, calentar y filtrar

1800

1801. Nuestras vértebras dorsales son
a. 8   b. 10   c. 12   d. 14

1802. Contiene más hidratos de carbono
a. Lentejas   b. Carne
c. Pan   d. Pescado

1803. La Ley General de Sanidad, en su artículo 56.5, establece que cada provincia contará como mínimo con cuántas Áreas de Salud:
a. 1   b. 2   c. 3

1804. El proceso de atención de enfermería (PAE) como método de trabajo, fue descrito por:
a. Lidia Hall   b. M. Rogers
c. R. Parse   d. Virginia Henderson

1805. Etapas del PAE:
a. 1   b. 2   c. 3   d. 5

1806. ¿En qué fase del PAE se incluiría: 'riesgo de estreñimiento relacionado con inmovilidad prolongada'?
a. Valoración
b. Diagnóstico de enfermería
c. Planificación de la intervención
d. Ejecución

1807. Serán funciones del auxiliar de enfermería:
a. Ayudar al personal médico en la ejecución de intervenciones quirúrgicas
b. Administrar medicamentos por vía parenteral
c. Administrar medicación por vía oral, rectal y tópica
d. Aplicación de tratamientos curativos de carácter no medicamentoso

1808. La Ley 41/2002, de autonomía del paciente, formula que el consentimiento informado es:
a. La autorización del médico para aplicar un tratamiento
b. La conformidad del paciente para que tenga lugar una actuación que afecte a su salud
c. El formulario previo a cualquier actuación sanitaria
d. La expresión de conformidad del médico para aplicar el tratamiento según su criterio profesional

1809. El incumplimiento del deber de garantizar la confidencialidad y la intimidad de las personas por parte del personal que tiene acceso a la información relacionada con el estado de salud individual es una:
a. Infracción sanitaria leve
b. Infracción sanitaria menos grave
c. Infracción sanitaria grave
d. Infracción sanitaria muy grave

1810. Un inconveniente del trabajo en equipo es:
a. Conocimiento mutuo de los componentes del equipo
b. Riesgo de que la responsabilidad se diluya
c. Presencia de un coordinador
d. Existencia de reuniones donde se deciden objetivos

1811. Un factor que facilita la comunicación interpersonal paciente/sanitario/familia es:
a. Hablar demasiado deprisa
b. Evitar la terminología científica
c. La sordera del paciente
d. Hablar al paciente en momentos inoportunos

1812. Un método de comunicación unidireccional es:
a. El diálogo   b. Un folleto
c. Rol playing   d. Brainstorming

1813. El desarrollo sostenible trata de:
a. De obtener una mayor producción
b. De cumplir de forma equilibrada con las necesidades de desarrollo y de carácter medioambiental de las generaciones presentes y futuras
c. De fomentar el bienestar
d. De impulsar el desarrollo sin tener en cuenta el medioambiente

1814. ¿Cuál de los siguientes es un factor condicionante de salud?
a. La información sanitaria
b. La educación para la salud
c. Estilos de vida
d. La gestión de los hospitales

1815. El tipo de comunicación que debe utilizar el auxiliar sanitario desde el punto de vista personal es el:
a. Contractual   b. Solidario
c. Cooperativo   d. Asertivo

1816. 'Archivo' es:
a. El conjunto de documentos producidos y conservados por personas o entidades
b. La institución que administra una documentación
c. El lugar donde se conservan los documentos
d. Todas las opciones anteriores son correctas

1817. 'Anamnesis' es:
a. La historia clínica
b. El interrogatorio que forma parte de la historia clínica
c. La falta progresiva de memoria
d. La hoja de observaciones de enfermería

1818. La historia clínica, con las hojas que la forman y cualquier estudio que contenga la información clínica que se produzca durante la asistencia al paciente, se denomina:
a. Ananmesis
b. Historia general
c. Documentación clínica
d. Documentación particular

1819. Método de limpieza que tiene por misión destruir los gérmenes patógenos, pero que no elimina todos los microorganismos ni sus formas de resistencia:
a. Desinfección   b. Esterilización
c. Antisepsia   d. Descontaminación

1820. Al conjunto de procedimientos físicos, químicos o mixtos, que hace posible la eliminación o reducción de los microorganismos infecciosos se denomina:
a. Desinfección   b. Limpieza
c. Descontaminación   d. Esterilización

1821. Sistema de esterilización químico:
a. El calor seco
b. El plasma de peróxido/hidrógeno
c. Las radiaciones
d. El vapor

1822. En qué momento debe hacerse la limpieza del instrumental:
a. Inmediatamente después de usarlo
b. Preferiblemente después de que se seque
c. Únicamente transcurridas 24 horas
d. Solamente si tienen restos de sangre, pero sin residuos sólidos

1823. En relación a la solicitud de las pruebas analíticas:
a. Debe hacerse siempre por escrito
b. El enfermero es el profesional que las solicita
c. Todos los impresos de solicitud de distintas pruebas son iguales
d. Debe hacerse siempre de forma verbal

1824. Cuál de las siguientes vías NO se incluye dentro de la vía parenteral:
a. Intradérmica   b. Intravenosa
c. Sublingual   d. Subcutánea

1825. Las torundas no se utilizan para la recogida de las muestras de:
a. Líquido seminal
b. Exudados de heridas
c. Secreciones vaginales
d. Exudados conjuntivales

1826. En la conservación de las muestras... señale la INCORRECTA:
a. La orina para análisis microscópico puede mantenerse a temperatura ambiente
b. Los esputos deben mantenerse refrigerados
c. El líquido cefalorraquídeo se mantiene a temperatura ambiente
d. Los fragmentos de raspado de la piel, pelo y uñas se mantienen a temperatura ambiente

1827. Son requisitos para la correcta preparación de las muestras para su transporte todos excepto:
a. La correcta identificación de muestras
b. Asegurarse de que se acompañan de la documentación necesaria
c. Controlar las variables que pueden influir en su estabilidad
d. Exponer las muestras a la luz

1828. 'Decúbito prono':
a. Tumbado sobre la espalda
b. De lado izquierdo
c. De lado derecho
d. Tumbado sobre el abdomen

1829. Para bajar por una rampa con una persona en silla de ruedas:
a. Se camina detrás de la silla y se tira hacia atrás
b. Se camina detrás de la silla y se empuja hacia delante
c. Se camina a un lado de la silla y se empuja hacia delante sujetándola
d. Se camina a un lado de la silla y se tira hacia atrás

1830. El método 'entrecruzamiento de brazos' se utiliza para:
a. Sentar a una persona en un sillón
b. Poner a una persona encamada en decúbito prono
c. Levantar a una persona de la cama y ponerla de pie
d. Ayudar a una persona a ponerse de pie desde el sillón

1831. Posición intermedia entre decúbito prono y decúbito lateral:
a. Roser   b. Fowler
c. Sims   d. Decúbito supino

1832. Con respecto al aseo de la persona a nuestro cargo:
a. Es aconsejable descubrirla totalmente si está encamada
b. Está desaconsejada su colaboración
c. Deben evitarse las zonas sometidas a presión
d. Se debe completar el aseo de una zona antes de comenzar con la siguiente

1833. Referente al cuidado de las uñas de la persona a nuestro cargo:
a. Las de las manos se cortan en línea recta y con los bordes lisos
b. Las de las manos se cortan en pico y con el extremo redondeado
c. Las de los pies se cortan en línea recta y con los bordes lisos
d. Las de los pies se cortan en línea curva y con los bordes redondeados

1834. En la posición decúbito prono, la persona encamada tiende a desarrollar úlceras por presión en:
a. Codos   b. Nuca
c. Caderas   d. Rodillas

1835. Las etapas en la formación de úlceras por presión son:
a. Eritema, vesículas y erosión
b. Erosión, vesícula y eritema
c. Hiperoxia, erosión y eritema
d. Hipoxia, erosión y eritema

1836. Cuando aparecen síntomas inespecíficos de la enfermedad que no permiten llegar a un diagnóstico definitivo, hablamos del:
a. Periodo de convalecencia
b. Periodo prodómico
c. Periodo de incubación
d. Periodo clínico

1837. Métodos 'ddd', de saneamiento específico, como medida de prevención sobre los mecanismos de transmisión de las enfermedades:
a. Desinfección, desparasitación, desratización
b. Desparasitación, desinsectación, desratización
c. Desinfección, declaración, desinsectación
d. Desinfección, desinsectación, desratización

1838. La fuente de infección más importante es:
a. El ser humano   b. Los animales
c. El suelo   d. El agua

1839. El tercer eslabón de la cadena epidemiológica es:
a. El agente causal
b. El mecanismo de transmisión
c. La fuente de infección
d. El huésped

1840. Portador sano:
a. Aquel que padece la enfermedad y elimina microorganismos
b. Aquel que elimina microorganismos patógenos antes de que se desarrolle la enfermedad
c. Aquel que no padece la enfermedad porque tiene inmunidad frente al agente etiológico que porta
d. Aquel que ha padecido la enfermedad infecciosa, han desaparecido los síntomas, pero elimina microorganismos patógenos

1841. Entre los mecanismos de transmisión directa de las enfermedades cuál NO se encuentra:
a. Agua
b. Besos
c. Arañazos de personas
d. Mordeduras de animales

1842. Los datos que registran el peso y la talla, son datos:
a. Antropométricos   b. Bioquímicos
c. Médicos y sociales d. Dietéticos

1843. El número de respiraciones normales es de:
a. De 5 a 10 respiraciones por minuto
b. De 12 a 18 respiraciones por minuto
c. De 20 a 30 respiraciones por minuto
d. De 60 a 70 respiraciones por minuto

1844. ¿Qué constante se representa en la gráfica de constantes vitales como una serie de líneas verticales con sus extremos en punta de flecha?
a. La tensión arterial   b. El pulso
c. La respiración   d. La temperatura

1845. ¿En qué situación está indicado el enema de limpieza?
a. Después de la extracción de un fecaloma
b. Después de un enema opaco
c. Después de una endoscopia
d. Después de un parto

1846. Cuando se mide la respiración de un paciente se debe valorar:
a. Frecuencia, ritmo y simetría
b. Frecuencia, profundidad y ritmo
c. Frecuencia, ritmo, profundidad y simetría
d. Frecuencia, profundidad y simetría

1847. No es sonda vesical:
a. Foley   b. Levin
c. Robinson   d. Pezzer

1848. El índice de Katz es:
a. Una escala de valoración de la función afectiva del anciano
b. Una escala de valoración de la salud mental del anciano
c. Una escala de valoración de la capacidad funcional del anciano
d. Una escala de valoración social del anciano

1849. La demencia senil es una enfermedad frecuente en las personas mayores y caracterizada por:
a. La disminución generalizada de las funciones intelectuales
b. Afectar solo a las mujeres
c. La pérdida progresiva de los sentidos
d. Actividad diurna y aletargamiento nocturno

1850. ¿Qué es lo que NO se recomienda a la persona mayor para el cuidado de su piel?
a. Evitar la exposición a la luz solar
b. Exponerse al frío intenso en invierno
c. Utilizar ropa adecuada para conservar el calor corporal
d. Tomar duchas o baños de cuerpo entero

1851. Todas son complicaciones debidas a la inmovilidad de la persona mayor excepto:
a. Osteoporosis   b. Alteraciones del sueño
c. Ansiedad   d. Diarrea

1852. Trastorno por afán de orden, perfeccionamiento y control:
a. Narcisista   b. Obsesivo-compulsivo
c. Histriónico   d. Dependiente

1853. Son manifestaciones avanzadas de una demencia:
a. Defectos al articular palabras
b. Dificultad para la memoria reciente
c. Dificultad para identificar fechas
d. Pérdida de emociones

1854. Ante un paciente deprimido, el auxiliar de enfermería no debe:
a. Levantar la voz
b. Dejar tiempo para que se exprese
c. Prestar atención a lo que nos dice
d. Respetar la intimidad del paciente

1855. El trastorno de la personalidad producido por conflictos internos que conducen a la ansiedad se denomina:
a. Neurosis   b. Paranoia
c. Esquizofrenia   d. Oligofrenia

1856. 'Enfermedad terminal':
a. La enfermedad que se encuentra en el último estadio de su evolución y a la que sucederá la muerte en un plazo relativamente corto
b. La enfermedad que se encuentra en el último estadio de su evolución, pero que se puede cronificar
c. La enfermedad que se encuentra en un estadio de recuperación
d. Las enfermedades que son más graves

1857. Dentro de la etapa final de una enfermedad aparecen una serie de síntomas. uno de ellos es la 'Caquexia':
a. Delgadez extrema y pérdida de peso
b. Falta de apetito
c. Anuria
d. Náuseas y vómitos

1858. La OMS señala como finalidad de los cuidados paliativos:
a. Calmar el dolor y controlar los síntomas de la enfermedad
b. Proporcionar apoyo psicológico, social y espiritual, tanto a la familia como al enfermo
c. Mantener la vida, sin alargarla ni acortarla
d. Todas las anteriores son ciertas

1859. Para poner en marcha los cuidados post-mortem, es necesario que el personal que los lleve a cabo utilice los guantes, bata, mascarilla y gorro:
a. Cuando la enfermedad de que ha muerto el paciente haya sido contagiosa
b. Cada hospital tiene su propio protocolo
c. Siempre
d. Cuando así lo indique el médico o la enfermera

1860. Entre las ayudas psicológicas a los pacientes terminales se incluirá:
a. Visitas de la familia a cualquier hora
b. Acompañamiento espiritual y religioso, si el paciente lo requiere
c. Obligarlo a estar distraído, para que se olvide
d. Mostrar una actitud despreocupada

1861. Conjunto de técnicas que tratan de evitar la aparición de enfermedades profesionales:
a. Ergonomía   b. Riesgos posturales
c. Higiene en el trabajo   d. Sanidad laboral

1862. Protección barrera ante riesgos por agentes biológicos más importantes:
a. La mascarilla   b. Los guantes
c. Las batas   d. La protección ocular

1863. Lavado de manos. NO es correcto:
a. Frotar las manos entre sí, con movimientos rotatorios
b. Mojar las manos y antebrazos antes de aplicar el jabón
c. Cepillar las uñas y espacios subungueales e interdigitales
d. Aclarar con abundante cantidad de agua, para eliminar los restos de jabón

1864. Todo el personal que desarrolle sus tareas en el medio sanitario con contacto directo o indirecto con sangre u otros fluidos de pacientes deberá vacunarse por este motivo contra:
a. Hepatitis A   b. Gripe
c. Hepatitis B   d. Tétanos y difteria

1865. Es una patología laboral frecuente derivada de las posturas forzadas:
a. Artrosis   b. Lumbalgia
c. Artritis   d. Gripe

1866. La Ley Orgánica que regula la igualdad efectiva de mujeres y hombres es la:
a. Ley Orgánica 1/2004, de 28 de Diciembre
b. Ley Orgánica 3/2007, de 22 de Marzo
c. Ley Estratégica de Igualdad de Oportunidades
d. Ley Orgánica 23/1998, de 7 de Julio

1867. Las trabajadoras, por lactancia de un hijo menor de nueve meses, tendrán derecho a un permiso de:
a. Dos horas de ausencia del trabajo, que podrán dividir en dos fracciones
b. Una hora de ausencia del trabajo, que podrán dividir en dos fracciones
c. Tres horas de ausencia del trabajo, que podrán dividir en tres fracciones
d. No pueden ausentarse del trabajo por este concepto

1868. La ley orgánica para la igualdad efectiva de mujeres y hombres, en los términos previstos en la normativa laboral, reconoce a los padres:
a. El derecho a un permiso y a una prestación por paternidad
b. No se reconoce permiso de paternidad
c. No se reconoce prestación de paternidad
d. Sólo se reconoce el permiso y la prestación por maternidad

1869. En la recogida de muestras de orina para la realización de un urocultivo, no es necesario:
a. Usar guantes desechables
b. Preparar frascos estériles debidamente etiquetados
c. Preparar el material necesario para realizar previamente el aseo parcial del paciente
d. Recoger la primera parte de la micción

1870. Las soluciones oftálmicas se administran a través de la vía:
a. Parenteral   b. Subcutánea
c. Tópica   d. Entérica

1871. Una frecuencia de 50 respiraciones por minuto se denomina:
a. Hipernea   b. Apnea
c. Taquipnea   d. Bradipnea

1872. En una dieta equilibrada, se recomienda aproximadamente un 35% de:
a. Vitaminas   b. Lípidos
c. Proteínas   d. Calcio

1873. Las funciones de las intervenciones del auxiliar de enfermería se clasifican en "Asistencial...
a. ...administrativa e investigadora
b. ...administrativa, docente e investigadora
c. ...docente y administrativa
d. ...docente, administrativa y rehabilitadora

1874. Una de las características que definen a un grupo es que:
a. Está formado por dos o más personas que confían en el trabajo en colaboración
b. Los miembros no tienen contacto entre ellos
c. Existen intereses personales
d. No existe división de responsabilidad

1875. El incumplimiento del deber de garantizar la confidencialidad y la intimidad de las personas por parte del personal que tiene acceso a la información relacionada con el estado de salud individual es una:
a. Infracción sanitaria leve
b. Infracción sanitaria menos grave
c. Infracción sanitaria grave
d. Infracción sanitaria muy grave

1876. Ley 41/2002, de autonomía del paciente: Consentimiento informado es:
a. La autorización del médico para aplicar un tratamiento
b. La conformidad del paciente para que tenga lugar una actuación que afecte a su salud
c. El formulario previo a cualquier actuación sanitaria
d. La expresión de conformidad del médico para aplicar el tratamiento según su criterio profesional

1877. Una ventaja del trabajo en equipo:
a. Puede haber conflicto de intereses entre los miembros del equipo
b. Permite ver múltiples puntos de vista sobre un tema
c. Se duplican los esfuerzos
d. Se diluye la responsabilidad entre los miembros del equipo

1878. Logro de un nuevo comportamiento gracias a una experiencia:
a. Hábito
b. Conocimiento
c. Aprendizaje
d. Costumbre

1879. La charla educativa es el procedimiento directo de educación sanitaria más utilizado para dirigirse a:
a. Grupos
b. Persona adulta
c. Persona de bajo nivel cultural
d. Solo a la población infantil

1880. ¿Cuál de los siguientes trastornos de la personalidad NO pertenece a los incluidos en el grupo I o Grupo A: 'Sujetos extraños y extravagantes'?
a. Narcisistas
b. Esquizoides
c. Paranoides
d. Esquizotípicos

1881. El nivel de salud de los individuos y las comunidades depende de diversos factores, siendo considerados los más importantes:
a. La biología humana y el sistema sanitario
b. El medio ambiente y la biología humana
c. Los estilos de vida y el medio ambiente
d. Los estilos de vida y el sistema sanitario

1882. Las funciones del archivo de historias clínicas son:
a. Almacenamiento, supervisión y estadísticas clínicas
b. Gestión sanitaria, documentación clínica y supervisión del gasto hospitalario
c. Almacenamiento, custodia y conservación de las historias clínicas, así como el suministro de historias necesarias para la asistencia
d. Gestión del fichero de pacientes y estadísticas epidemiológicas sanitarias

1883. La historia clínica, con las hojas que la forman y cualquier estudio que contenga la información clínica que se produzca durante la estancia del paciente, se denomina:
a. Anamnesis
b. Historia general
c. Documentación clínica
d. Documentación particular

1884. En la hoja de evolución del paciente deben constar los datos de:
a. Evolución del tratamiento y sus cambios y complicaciones
b. Si ha padecido con anterioridad EDOs
c. Datos relativos a las enfermedades de sus familiares
d. Si ha sido sometido con anterioridad a intervenciones quirúrgicas

1885. Son documentos clínicos de uso en atención primaria todos, excepto:
a. Impreso de citación
b. Impreso de solicitud de pruebas complementarias
c. Hoja de ingreso
d. Historia de enfermería

1886. Método que consiste en combatir o prevenir los procedimientos infecciosos destruyendo los microbios que los causan:
a. Asepsia
b. Antisepsia
c. Desinfección
d. Esterilización

1887. El material a esterilizar previamente se:
a. Limpiará y empaquetará
b. Limpiará, secará, lubricará y empaquetará
c. Descontaminará y lubricará
d. Desinfectará y secará

1888. Forma parte de los métodos físicos de desinfección:
a. Inmersión
b. Hervido
c. Pulverización
d. Fumigación

1889. El instrumental que penetra en las cavidades orgánicas debe estar:
a. Limpio
b. Estéril
c. Desinfectado
d. Descontaminado

1890. En la conservación de las muestras:
a. La orina para análisis microscópico debe conservarse refrigerada
b. Los esputos pueden mantenerse a temperatura ambiente
c. El líquido cefalorraquídeo debe refrigerarse
d. Los fragmentos de raspado de la piel, pelo y uñas deben congelarse

1891. En la toma de muestra de exudado faríngeo:
a. No es necesario deprimir la lengua
b. Se toca la lengua
c. Se tocan las paredes de la boca
d. Se pasa suavemente por las amígdalas o zona afectada

1892. Se denomina 'Poliuria':
a. Al volumen de orina superior a 2500 ml
b. Al volumen de orina inferior a 1500 ml
c. Al volumen de orina superior a 3000 ml
d. Al volumen de orina superior a 500 ml

1893. Son requisitos para la correcta preparación de las muestras para su transporte todos, excepto:
a. Identificar correctamente las muestras
b. Asegurarse que se acompañan de la documentación necesaria
c. Controlar las variables que pueden influir en su estabilidad
d. Exponer las muestras a la luz

1894. Paciente en posición de decúbito supino:
a. Tumbado sobre la espalda
b. De lado izquierdo
c. De lado derecho
d. Tumbado sobre el abdomen

1895. Para extraer una sonda nasogástrica se debe colocar al paciente en posición:
a. Fowler
b. Sims
c. Trendelenburg
d. Decúbito supino

1896. Frente a una estancia prolongada en cama debemos:
a. No mover en absoluto a la persona
b. Practicar cambios posturales periódicos
c. Poner únicamente almohadas debajo de las piernas
d. Cambiar la cama dos veces al día

1897. Las movilizaciones, dependiendo de que el paciente pueda hacer los movimientos, se clasifican en:
a. Primarias y Secundarias
b. Activas y Pasivas
c. Dirigidas y No Dirigidas
d. Propias e Impropias

1898. Si una persona tiene problemas respiratorios la colocaremos en posición de:
a. Sims izquierdo
b. Fowler
c. Roser
d. Decúbito lateral

1899. Realizar el aseo a una persona portadora de suero:
a. Sacamos primero la manga del pijama del brazo que tiene el suero y después la manga del brazo que no tiene el suero
b. Cerraremos el sistema, quitamos la botella y quitamos el pijama
c. Cerramos el sistema, quitamos la botella y la colocamos sobre la cama en el lado contrario al que vayamos a realizar el aseo
d. Sacamos primero la manga del pijama del brazo que no tiene el suero y después la manga del suero

1900. El proceso de formación de úlceras por presión es:
a. Eritema, vesículas y erosión
b. Erosión, vesícula y eritema
c. Hiperoxia, erosión y eritema
d. Hipoxia, erosión y eritema

1900

1901. Masaje de amasamiento:
a. Una sucesión del golpes breves, aplicados con ambas manos
b. Friccionar la espalda con el puño cerrado
c. Pellizcar en la piel y en los músculos
d. Mantener el contacto de la piel con las palmas de las manos extendidas

1902. La fuente de infección más importante es:
a. El ser humano   b. Los animales
c. El suelo   d. El agua

1903. Es una medida de prevención sobre los mecanismos de transmisión de las enfermedades infecciosas:
a. El aislamiento y cuarentena
b. El saneamiento general
c. El tratamiento precoz
d. La declaración obligatoria

1904. Se denomina portador convaleciente a:
a. Aquel que padece la enfermedad y elimina microorganismos
b. Aquel que elimina microorganismos patógenos antes de que se desarrolle la enfermedad
c. Aquel que no padece la enfermedad porque tiene inmunidad
d. Aquel que ha padecido la enfermedad infecciosa, han desaparecido los síntomas, pero elimina microorganismos patógenos

1905. Cuando aparecen los síntomas de la enfermedad que permiten llegar a un diagnóstico, hablamos de:
a. Período de convalecencia
b. Período prodómico
c. Período de incubación
d. Período clínico

1906. Entre los mecanismos de transmisión indirecta de las enfermedades transmisibles se incluyen todos los relacionados excepto uno:
a. Agua   b. Besos
c. Pulgas   d. Instrumental quirúrgico

1907. La tensión arterial se representa en la gráfica de constantes vitales como:
a. Tres puntos unidos para formar la curva de la tensión
b. Dos puntos unidos por una línea vertical, con sus extremos en punta de flecha
c. Dos puntos unidos por una línea horizontal, con sus extremos en punta de flecha
d. Un diagrama de barras

1908. Metabolismo total:
a. Técnica de usar los alimentos adecuadamente
b. Cantidad global de energía que necesita el organismo en 24 horas
c. Relación entre el ingreso y el gasto de energía de una persona al año
d. Cantidad mínima de energía que necesita el organismo por hora

1909. Pulso normal en un adulto sano:
a. 50 a 100 ppm   b. 40 a 60 ppm
c. 60 a 80 ppm   d. 20 a 30 ppm

1910. Al aumento de la frecuencia respiratoria se le denomina:
a. Hiperpnea   b. Taquipnea
c. Ortopnea   d. Bradipnea

1911. El balance de líquidos de una persona corresponde a:
a. Líquidos ingeridos menos diuresis
b. Ingresos menos líquidos perdidos en 24h
c. Líquidos perfundidos menos sudoración
d. Ingresos totales en 24 h

1912. Se denomina 'Rinitis' a la:
a. Inflamación de la mucosa laríngea
b. Inflamación superficial de la mucosa pituitaria
c. Inflamación de la mucosa
d. Inflamación de los senos nasales

1913. Sobre la senectud:
a. Aumenta la morbilidad
b. Aumenta la capacidad funcional
c. Disminuye la mortalidad
d. Aumenta la independencia

1914. Son escalas de valoración funcional del anciano todas, excepto:
a. Mini Examen Cognoscitivo (MEC)
b. Escala de Barthel
c. Índice de Katz
d. Escala de Lawton

1915. Son factores que afectan al estado nutricional del anciano todos, excepto:
a. La soledad
b. Dentadura defectuosa
c. Disminución de la sensibilidad gustativa
d. Aumento de la actividad física

1916. Todas son complicaciones debidas a la inmovilidad de la persona mayor, excepto:
a. Depresión
b. Atrofia muscular
c. Hipotensión Ortostática
d. Aumento del tono venoso en extremidades

1917. Ejercicios que fortalecen el suelo pélvico
a. Kartmen   b. Kuffman
c. Kegel   d. Kandisnki

1918. Es una manifestación inicial de una demencia:
a. La desorientación total
b. La dificultad para la memoria reciente
c. La incapacidad motora
d. La pérdida de emociones

1919. Obsesión por ingerir comida sana:
a. Anorexia   b. Ortorexia
c. Vigorexia   d. Bulimia

1920. Deficiencia o insuficiencia congénita en el desarrollo de la inteligencia:
a. Neurosis   b. Paranoia
c. Esquizofrenia   d. Oligofrenia

1921. Patología en la cual el objeto del impulso sexual es un niño:
a. Sadismo   b. Pederasta
c. Exhibicionismo   d. Pedofilia

1922. Enfermedad terminal:
a. La enfermedad que se encuentra en el último estadio de su evolución y a la que sucederá la muerte en un plazo relativamente corto
b. La enfermedad que se encuentra en el último estadio de su evolución, pero que se puede cronificar
c. La enfermedad que se encuentra en un estadio de recuperación
d. Las enfermedades que son más graves

1923. La atención o cuidados paliativos se establecen:
a. Cuando lo pide la familia
b. Cuando el enfermo no responde ya a un tratamiento curativo
c. Cuando lo indica la enfermera
d. Cuando hay que calmar el dolor

1924. Según Kübbler Ross, etapa en la que el paciente va aceptando la idea de la muerte:
a. De aceptación   b. De depresión
c. De negociación   d. De negación

1925. Es un signo característico que indica que la muerte de un paciente puede ocurrir de forma inminente:
a. Manos y pies calientes al tacto
b. Aumento de la coloración de la piel
c. Disminución o ausencia de movimientos oculares
d. Aumento de tono muscular

1926. Se producen salpicaduras de sangre sobre la piel intacta. Se lava con:
a. Agua y jabón
b. Lejía diluida al 5%
c. Lejía diluida al 10%
d. Alcohol de 90º

1927. Todo el personal que desarrolle sus tareas en el medio sanitario, con contacto directo o indirecto con sangre u otros fluidos de pacientes deberá vacunarse por ello contra:
a. BCG (Tuberculosis)
b. Gripe
c. Hepatitis B
d. Tétanos y Difteria

1928. Los guantes, como elemento de protección barrera antes riesgos por agentes biológicos:
a. Evitan los pinchazos
b. Se deben cambiar tras el uso con cada paciente
c. Si se perforan no es necesario cambiarlos
d. No son obligatorios al manipular fluidos corporales potencialmente contaminados

1929. Conjunto de técnicas que tratan de evitar la aparición de enfermedades profesionales:
a. Ergonomía
b. Riesgos posturales
c. Higiene en el trabajo
d. Sanidad laboral

1930. La ley orgánica que regula la igualdad efectiva de mujeres y hombres:
a. Ley Orgánica 1/2004, de 28 de diciembre
b. Ley Orgánica 3/2007, de 22 de marzo
c. Ley Estratégica de Igualdad de Oportunidades
d. Ley Orgánica 23/1998, de 7 de julio

1931. Situación en la que se encuentra una persona que ha sido tratada, en atención a su sexo, de manera menos favorable que otra en situación comparable:
a. Discriminación indirecta
b. Discriminación directa por razón de sexo
c. Información negativa
d. Titularidad mixta

1932. Los planes para la igualdad de oportunidades entre hombres y mujeres son aprobados por:
a. El Presidente del Gobierno
b. El Ministro de Trabajo e Inmigración
c. El Consejo de Ministros
d. La Ministra de Igualdad

1933. Entre los trastornos de tipo psicótico, se encuentra:
a. Fobia a la luz
b. Autismo infantil
c. Anorexia nerviosa
d. Dislexia

1934. El primer eslabón de la cadena epidemiológica es:
a. El agente causal
b. El mecanismo de transmisión
c. La fuente de infección
d. El huésped

1935. No se recomienda a la persona mayor para el cuidado de su piel:
a. Evitar la exposición a la luz solar
b. Exponerse al frío intenso en invierno
c. Utilizar ropa adecuada para conservar el calor corporal
d. Tomar duchas o baños de cuerpo entero

1936. El dato: 'edema en el tobillo derecho' sería incluido en el PAE en la etapa de:
a. Valoración
b. Diagnóstico
c. Ejecución
d. Evaluación

1937. La enfermedad de Alzheimer es:
a. una enfermedad del aparato locomotor
b. una crisis aguda
c. una enfermedad neurológica degenerativa
d. una enfermedad del sistema endocrino

1938. Señale la falsa:
a. La Administración Pública sirve con objetividad los intereses generales y actúa de acuerdo con los principios de eficacia, jerarquía, descentralización, desconcentración y coordinación, con sometimiento pleno a la ley y al Derecho
b. Los órganos de la Administración del Estado son creados, regidos y coordinados de acuerdo con la ley y el Rey
c. La ley regulará el estatuto de los funcionarios públicos, el acceso a la función pública de acuerdo con los principios de mérito y capacidad

1939. ¿Qué orden se debe seguir en la colocación de prendas que se necesitan para la asepsia quirúrgica?
a. Calzas, gorro, bata, guantes, mascarilla
b. Calzas, gorro, bata, mascarilla, guantes
c. Calzas, gorro, mascarilla, bata, guantes

1940. ¿Qué proceso de aislamiento requiere la meningitis meningocócica?
a. Aislamiento protector
b. Aislamiento estricto
c. Aislamiento respiratorio

1941. Contusa es la herida producida:
a. Por objetos afilados
b. Por estiletes
c. Por objetos romos

1942. ¿Qué es una zona séptica?
a. Zona desinfectada
b. Zona infectada
c. Zona sucia

1943. Puntuación mínima y máxima en la escala de Norton:
a. 4 puntos y 15 puntos
b. 5 puntos y 15 puntos
c. 5 puntos y 20 puntos:

1944. En la cadena epidemiológica, fuente de infección más importante:
a. El agua y los alimentos
b. Los fómites y artrópodos
c. El ser humano

1945. El contenido de heces normales se divide en:
a. 1/4 de agua y 3/4 de sustancias sólidas
b. 3/4 de agua y 1/4 de sustancias sólidas
c. 1/2 de agua y 1/2 de sustancias sólidas

1946. Un enema antihelmíntico se administra para:
a. Destruir microorganismos
b. Ablandar heces
c. Eliminar parásitos intestinales

1947. La temperatura rectal se toma durante (minutos):
a. De 6 a 8
b. 10
c. De 1 a 3

1948. Las variaciones en la composición de la orina son:
a. Poliuria, anuria, oliguria
b. Polaquiuria, disuria, nicturia
c. Piuria, leucocituria, proteinuria

1949. Llamamos 'onicolisis':
a. A la invasión micótica de las estructuras queratinizadas de las uñas
b. Inflamación de los tejidos blandos que rodean a las uñas
c. A la fragilidad de las uñas y su fácil destrucción por procesos tóxicos o infecciosos

1950. Es respiración 'eupneica':
a. Si la frecuencia es menor de 10 respiraciones por minuto
b. Si es suave, silenciosa, amplia y regular
c. Si la frecuencia es de más de 20 respiraciones por minuto

1951. En una dieta pobre en residuos, se eliminan o se reducen los siguientes alimentos:
a. El plátano y la leche
b. La verdura y las naranjas
c. Los embutidos

1952. Ante un paciente que no puede comer por sí mismo, el auxiliar de enfermería:
a. Le animará a que coma sólo
b. Le ofrecerá la comida en el orden que quiera
c. Las dos anteriores son verdaderas

1953. El déficit de vitamina B12 produce:
a. Fatiga
b. Anemia perniciosa
c. Lesiones renales

1954. El lavado genital se realizará:
a. De arriba abajo y de afuera hacia dentro
b. De dentro afuera y de arriba hacia abajo
c. De afuera adentro y de abajo hacia arriba

1955. Orden en que se realizará el lavado en cama:
a. Tórax, nalgas, abdomen, manos y cara
b. Cuello, tórax, pies y región genital
c. Cara, mamas, abdomen y región genital

1956. Para asegurar una atención eficaz, la auxiliar de enfermería interviene:
a. Participando en los proyectos de investigación del equipo
b. Proporcionando y manteniendo la felicidad del paciente en todo momento
c. Observando, registrando y conservando sólo los datos proporcionados por el paciente

1957. Los cuidados paliativos y, por extensión, los equipos de cuidados paliativos:
a. Proporcionan alivio al dolor y a otros síntomas
b. Intentan acelerar el fallecimiento
c. Sustituyen a la familia

1958. Ausencia total o casi total de eliminación de orina:
a. Anuria   b. Enuresis   c. Oliguria

1959. Cómo subir a un paciente en la cama hacia el cabecero si él colabora:
a. Poner la cama en posición horizontal o en ligero Trendelemburg
b. Pedimos al paciente que estire las rodillas y que coloque los pies de tal manera que no pueda impulsarse con ellos
c. Comprobar que la cama no esté frenada

1960. Cuál es una alteración frecuente en el envejecimiento:
a. Aumento del olfato
b. Pérdida de la autoestima
c. Aumento del gusto

1961. ¿Qué serie de normas debemos cumplir, para movilizar correctamente al paciente encamado?
a. Procurar no realizar el esfuerzo con los grupos musculares mayores y más fuertes, como piernas y muslos
b. Alejarnos lo más posible de la cama del enfermo para que el esfuerzo sea menor
c. Cuando sea posible debe actuar más de una persona

1962. Cambios fisiológicos y morfológicos en la piel, asociados al envejecimiento:
a. Menos vello en zonas como nariz y orejas
b. Uñas hiperqueratósicas en los pies
c. Buena pigmentación

1963. En el baño completo en la cama, debemos comenzar por:
a. Abdomen; insistir en la limpieza del ombligo
b. Tórax y mamas; en especial la zona submamaria
c. Cara, cuello y orejas

1964. La prevención primaria de la salud mental busca reducir:
a. La incidencia
b. La prevalencia
c. La transcendencia

1965. Características de la depresión:
a. Interés por el aspecto físico
b. Autoestima, empatía
c. Cansancio y apatía

1966. Dentro de los trastornos neuróticos secundarios a situaciones estresantes o somatomorfos están los:
a. Trastornos psicóticos
b. Trastornos de ansiedad
c. Trastorno de ansiedad orogenias

1967. En un cuadro depresivo, ¿qué atención debemos prestar a los pacientes?
a. Debemos potenciar comentarios como: 'Pero si la vida es bella' o 'Es una cobardía matarse'
b. Es conveniente para el paciente tener gran cantidad de visitas
c. Nunca ignorar las señales de suicidio, una medida eficaz es nuestra presencia a su lado, y comunicarlo a su médico

1968. Ante un cuadro de agitación sicomotriz:
a. Aplicar sujeción mecánica solamente en manos
b. Potenciar los estímulos con luz, ruidos, etc
c. Retirar objetos punzantes, gafas, cinturones, objetos de la habitación que sean superfluos

1969. Los objetivos de la atención en residencias geriátricas son:
a. Atención de las necesidades personales básicas, terapéuticas y socioculturales de los mayores
b. Mantener el máximo grado de autonomía de los mayores que se alojen en las mismas
c. Ambas son ciertas

1970. Para prevenir contagios ante manipulación de sangre o fluidos biológicos para su seguridad, ¿qué métodos utilizaría?
a. Lavado de manos, guantes, mascarilla
b. Anteojos, calzado antideslizante, bata
c. Vestimenta especial, lavado de manos

1971. Vacunaciones especialmente indicadas por mayor riesgo, para todos los trabajadores sanitarios:
a. Hepatitis A, Meningococo y Fiebre Tifoidea
b. Gripe, Hepatitis B, Rubeola, Sarampión
c. Todas las mencionadas

1972. Definición de 'residencia asistida':
a. Centro destinado a la atención social de personas mayores que, valiéndose por sí mismas para las actividades de la vida diaria por distintas circunstancias, no pueden permanecer en su propio domicilio
b. Centro destinado a la atención social de personas mayores afectadas de minusvalías físicas o psíquicas que requieren, además de los cuidados ordinarios, una atención de enfermería y vigilancia médica
c. Dispositivo sanitario en régimen de internamiento

1973. Una de las funciones de los centros de salud mental:
a. Los Centros de Salud Mental son los responsables de articular el proceso asistencial y la continuidad de los cuidados del enfermo mental
b. El Centro de Salud Mental no gestiona las derivaciones a los recursos más especializados de la red
c. La hospitalización breve y/o ambulatoria

1974. Entre las competencias del auxiliar en salud mental no está contemplada una de las siguientes:
a. En general, realizará todas aquellas actividades que tengan un carácter profesional sanitario
b. Colaborar en cualquier tarea urgente no prevista en el Plan individualizado de Tratamiento
c. Vigilar y observar la conducta de los enfermos, con el fin de prevenir

1975. Con el fin de posibilitar una adecuada ordenación de la atención al enfermo sociosanitario:
a. Se valorará la necesidad y se priorizarán las actividades a realizar, en función de la condición del usuario
b. Se impulsará la creación de una red de cuidados paliativos domiciliarios, hospitales de media y larga estancia y servicios sociosanitarios
c. Se ofrecerá atención especializada a aquellos pacientes que hayan satisfecho las cuotas requeridas

1976. Los centros hospitalarios:
a. ... desarrollarán funciones estrictamente asistenciales en régimen de internamiento
b. ... desarrollarán, además de las áreas estrictamente asistenciales, funciones de promoción de la salud, prevención de las enfermedades y de investigación y docencia
c. ... se encargan de los internamientos clínicos y su actividad no se considera complementaria de las realizadas en la red de atención primaria

1977. El vendaje en ocho se utiliza sobre todo en:
a. Cabeza   b. Dedos   c. Articulaciones

1978. En los cuidados postmorten la primera maniobra a realizar es:
a. Lavar el cuerpo
b. Retirar drenajes y sondas
c. Taponar orificios naturales

1979. La quemadura en la que se ha producido necrosis de los tejidos y que evoluciona hacia la formación de escara es de grado:
a. 3   b. 2   c. 4

1980. En cualquier proceso de enfermedad terminal en el anciano, uno de los objetivos es:
a. La atención diaria de las necesidades del anciano
b. La elaboración de un testamento vital
c. La atención debe centrarse en la presencia de la muerte

1981. Elaborar un testamento vital:
a. Es un método de modular el miedo que produce la muerte
b. Es una tarea que debe realizar el anciano cuando padece una enfermedad terminal y la muerte es inminente
c. Es un documento que recoge los acontecimientos más importantes de la vida del paciente

1982. Mínima cantidad de energía que necesita el organismo para mantener la vida en condiciones de ayuno, relajación, reposo y temperatura exterior apropiada:
a. Metabolismo total
b. Metabolismo basal
c. Balance energético

1983. Los nutrientes que organizan y facilitan los procesos metabólicos son:
a. Energéticos   b. Plásticos   c. Reguladores

1984. En la nutrición enteral, la vía de administración puede ser:
a. Por boca
b. Por vía periférica
c. Por sondaje de implantación quirúrgica

1985. ¿Cuál es el objetivo del uso terapéutico de la actividad?
a. La Actividad
b. La Autonomía
c. La Terapia Ocupacional

1986. El servicio social especializado que ofrece durante el día atención a las necesidades básicas terapéuticas y socioculturales de personas afectadas por diferentes grados de dependencia, promoviendo su autonomía y permanencia en su entorno y apoyo familiar, se realiza en:
a. Pensiones concertadas
b. Estancias temporales
c. Centros de día

1987. Finalidad de la suspensoterapia:
a. Proporcionar un movimiento pasivo continuo en las articulaciones
b. Suprimir el efecto de la gravedad, de tal manera que con una mínima contracción muscular sea posible conseguir movilizar un miembro
c. Se aplica a pacientes que presentan atrofia o parálisis de los grupos musculares proximales

1988. No es un principio de la práctica rehabilitadora de los ancianos:
a. Se debe estimular la máxima colaboración
b. Se comienza siempre con tratamientos simples
c. Las sensaciones terapéuticas deben ser intensas para conseguir la rápida recuperación

1989. El llanto del paciente (o familiares) es una respuesta que condiciona al pr0fesional, por lo que éste deberá:
a. Involucrarse afectivamente con el paciente
b. Mantenerse más cercano a sus preocupaciones
c. Procurar mantener la neutralidad

1990. No facilita el buen desarrollo de los equipos multidisciplinares:
a. Capacidad de realizar autocrítica
b. Una jerarquía clara y bien diferenciada
c. Mantener las normas bien claras

1991. El objetivo preventivo de la rehabilitación por cinesiterapia es:
a. La recuperación de la movilidad articular
b. Emplear métodos pasivos de movilización
c. Mantener el potencial de extensibilidad

1992. Sobre las diferencias entre el cuadro confusional agudo (CCA) y la demencia es FALSO QUE
a. El CCA es de curso fluctuante y la demencia no
b. El CCA es de comienzo lento y la demencia de comienzo brusco
c. La demencia presenta un electroencefalograma normal y en el CCA se aprecia alterado

1993. Qué escala valora las actividades instrumentales de la vida diaria:
a. Katz   b. Lawton   c. Bhoarhead

1994. La respiración de Cheyne-Stokes:
a. A menudo asociada con insuficiencia cardiaca, aumento de la presión intracraneal o lesión cerebral
b. Consiste en una respiración rítmica ordinaria interrumpida por largas pausas de apnea
c. También se conoce como eupnea

1995. El déficit persistente y adquirido de la función intelectual que compromete por lo menos a tres áreas del funcionamiento mental, define a:
a. El Delirium
b. El Trastorno de la personalidad
c. La Demencia

1996. Síntomas tempranos que aparecen en un paciente con enfermedad de Alzheimer:
a. Olvido en la realización de las tareas domésticas y en el manejo del dinero
b. Falta de concentración y aislamiento social
c. Irritabilidad e insomnio

1997. Qué patología no es propia del sistema nervioso:
a. Afasia   b. Ataxia   c. Anoxemia

1998. En el líquido extracelular los principales iones son:
a. El Sodio y el Cloro
b. El Potasio y el Fosfato
c. El Sodio y el Potasio

1999. Ciencia que estudia las alteraciones y los cambios morfológicos, fisiológicos, bioquímicos y funcionales que se producen con el envejecimiento:
a. Gerontología biológica
b. Gerontología social
c. Geriatría

2000. La laringe está situada a la altura de las vértebras:
a. dorsales 3 y 5   b. cervicales 1 y 2
c. dorsales 1 y 2   d. cervicales 4 y 6

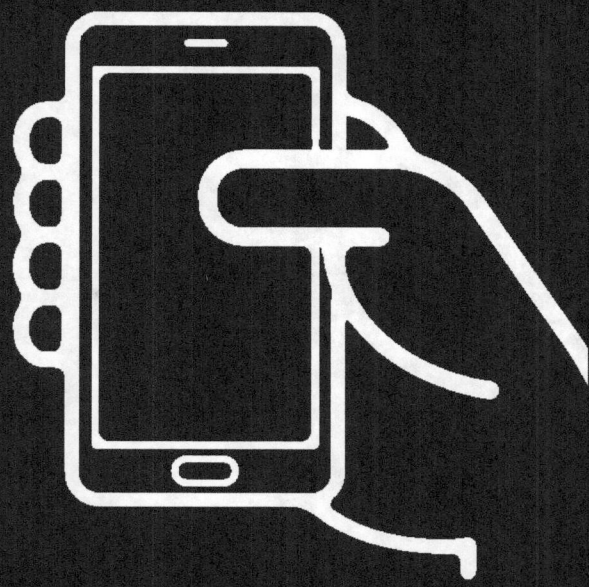

También puedes repasar online estas preguntas desde tu móvil en:
www.cacahuetest.com
aprovechando tu código de compra (al dorso de la última página en blanco)

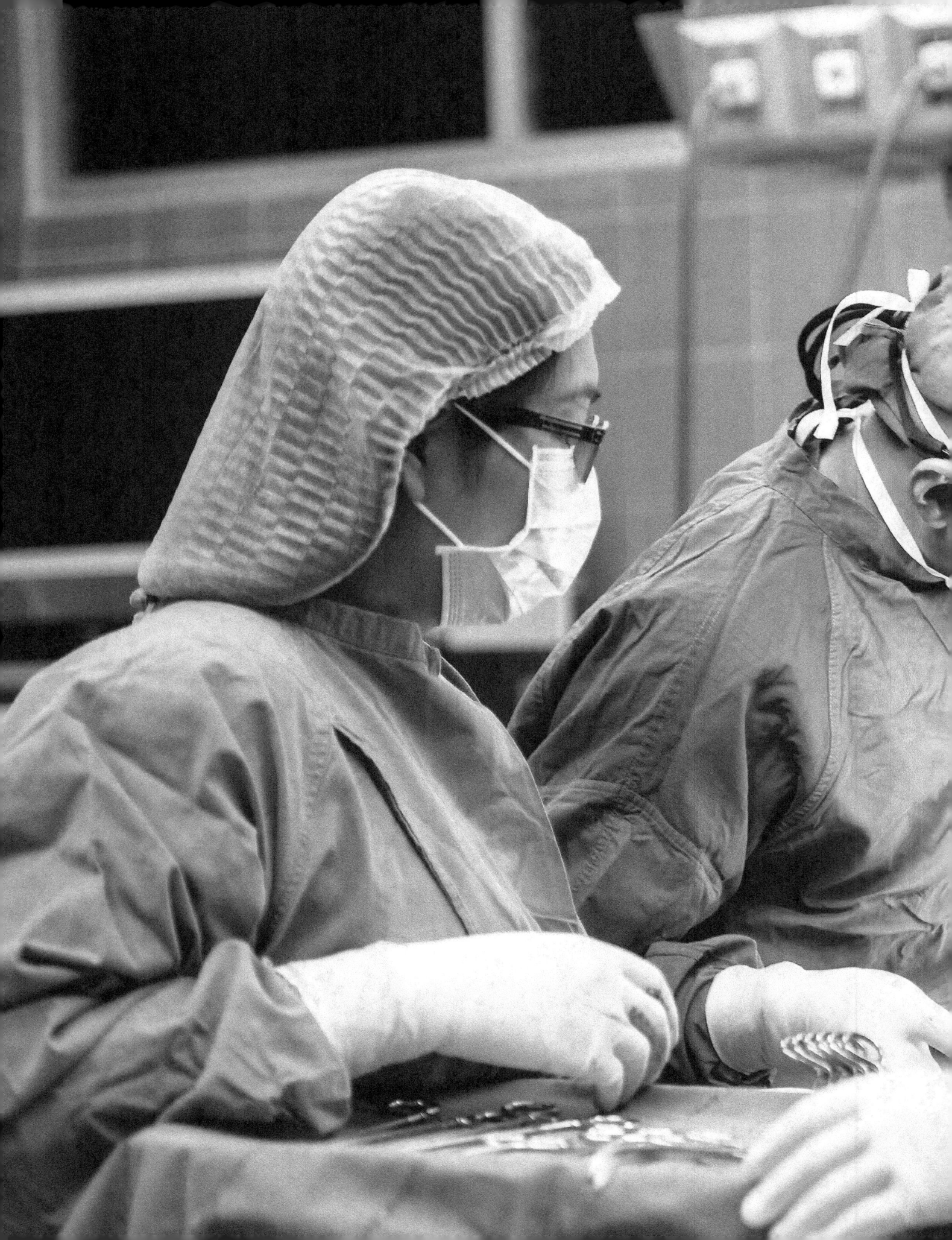

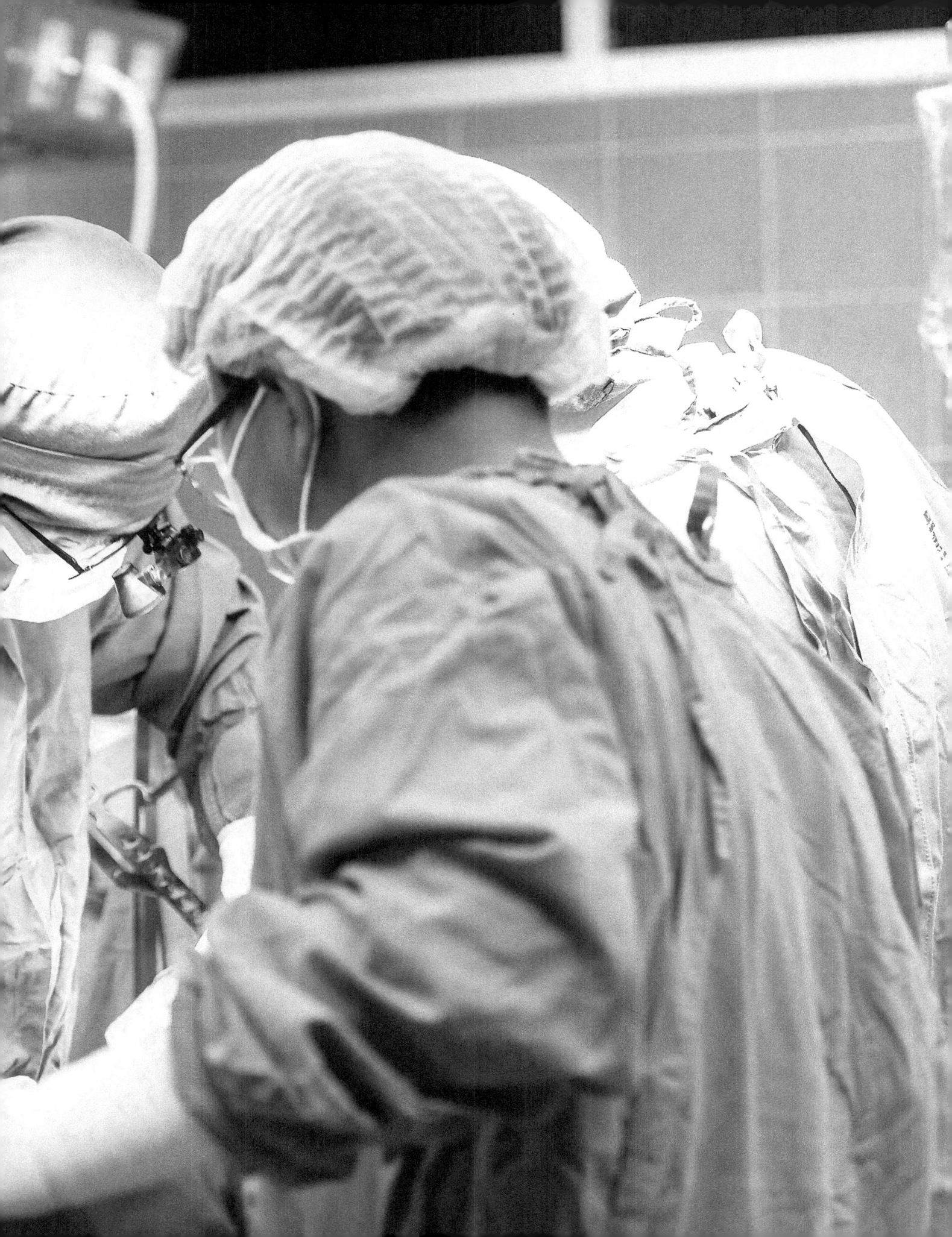

NOTAS

NOTAS

NOTAS

NOTAS